ROMEON
VERLAG

Aufstellung von inneren Anteilen
Überarbeitete Auflage von „Im Raum des ICH“, erschienen 7-2023

Umschlaggestaltung: ROMEON Verlag
Text: Christina Arnold
Layout: ROMEON Verlag

ISBN: 978-3-96229-487-8

www.romeon-verlag.de

Bibliografische Information der Deutschen Nationalbibliothek:
Die Deutsche Nationalbibliothek verzeichnet diese Publikation in der Deutschen Nationalbibliografie; detaillierte bibliografische Daten sind im Internet über *https://dnb.dnb.de* abrufbar.

Christina Arnold

Aufstellung von inneren Anteilen

Vom Trauma zur liebenden Selbstakzeptanz

Ein Praxisbuch

Inhalt

Vorwort

Für wen schreibe ich dieses Buch?

Für Menschen in beratenden und helfenden Berufen, die mit Aufstellungen arbeiten und Anregungen für die Aufstellung innerer Anteile möchten.

Für Menschen, die sich für Systemaufstellungen interessieren und Impulse zum besseren Verständnis des eigenen Innenraums wünschen.

Das Buch will auf Basis praxiserprobter Konzepte ermutigen, das Potential und die Vielfalt von Aufstellungen zu nutzen, im Interesse von Autonomie und Selbstwirksamkeit. Die angeführten Beispiele beabsichtigen, Einblick zu geben in die Dienstbarkeit von Aufstellungen bei der Bearbeitung von leidvollen oder traumatischen Erfahrungen und ihren Folgen. Die persönlichen Daten und Hintergrundinformationen der Klientinnen und Klienten wurden so verändert, dass die jeweilige Person nicht mehr zu erkennen ist. Mein aufrichtiger Dank gilt ihnen allen für das entgegengebrachte Vertrauen.

Das Buch ist kein Ersatz für Psychotherapie und medizinische Behandlungen. Es ist ein Wegbegleiter für Menschen, die sich auf den Weg nach innen begeben und für Menschen, die andere auf diesem Weg begleiten.

Der leichteren Lesbarkeit halber wird die gewohnte männliche Sprachform verwendet. Dies impliziert jedoch keine Benachteiligung des weiblichen Geschlechts, sondern ist im Sinne der sprachlichen Vereinfachung als geschlechtsneutral zu verstehen.

Wie ist dieses Buch entstanden?

Ursprünglich ist es aus einem Lehrgangsskriptum hervorgegangen, also auf dem Hintergrund meiner beruflichen Tätigkeit gewachsen. Ich bilde Menschen in psychosozialer Beratung aus, halte Lehrgänge für Aufstellungsarbeit, berate und coache Einzelpersonen in verschiedenen Lebenssituationen. Der berufliche Hintergrund ist jedoch nur die eine Seite der Medaille. Die andere Seite ist mein ganz alltägliches Leben, in das sich mit dem Eintreten des Klimakteriums vor sieben Jahren somatoforme Schmerzen einschlichen, welche mich fünf Jahre in ihrem Bann halten sollten. Schmerzen über Schmerzen, für die keine körperliche Ursache auffindbar war. Meine Suche nach Linderung und Heilung führte mich zu Fachärzten, Alternativmedizinern, energetischen und schamanischen Heilern. Ich begab mich in Psychotherapie, auf Kur, genoss physiotherapeutische und osteopathische Behandlungen, doch die Schmerzen ließen sich weder wegtherapieren noch durch Schmerzmittel zufriedenstellend lindern. Ich vertiefte mich in psychologische Fachliteratur, meditierte, übte mich in Selbstbeobachtung, achtete auf gesunde Ernährung und Bewegung. Kurz gesagt, ich tat alles, um mich beruflich und privat über Wasser zu halten. Aus heutiger Sicht betrachte ich diese Zeit als Intensivkurs des Lebens, der die Forschungsfragen behandelte:

Was hilft, wenn nichts mehr hilft? Was trägt, wenn nichts mehr trägt? Wer bin ich jenseits vom Schmerz?

Lebensdienliche Antworten habe ich in spirituellen und traumatherapeutischen Ansätzen gefunden. Einige meiner Einsichten möchte ich hier kurz vorstellen:

Die erste Einsicht bringt Eckhart Tolle auf den Punkt: „Chronische physische Schmerzen sind der strengste Lehrer, den du haben kannst. `Widerstand ist vergebens` heißt die Lektion. (…) Wenn du bewusst leidest, kann der physische Schmerz das Ego in dir schnell verzehren, denn das Ego besteht weitgehend aus Widerstand. (…) Es ist wahre Freiheit und damit die Aufhebung des Leidens, wenn du so lebst, als hättest du das, was du in diesem Augenblick fühlst oder erlebst, vollkommen selbst gewählt."[1] Ich muss dazu sagen, dass es mir während der Schmerzspitzen nicht möglich war, diese Haltung zu praktizieren, weil sich die ganze Energie akut darauf richtete, irgendwie Linderung zu erfahren durch Hinlegen, Bewegen, Zusammenkauern, Wärmeeinwirkung, Schmerzmittel usw. Aber in den Zeiten, in denen

---

1 Tolle (2003) S. 124, 114

ich schmerzfrei war, gelang es mir, meinen Beeinträchtigungen zuzustimmen und sie anzunehmen. Das entspannte mich und vermittelte mir inneren Frieden. Ich wurde durchlässiger, weiter, und fühlte mich mit der Zeit irgendwie geläutert.

Leiden schärft die Wahrnehmung ungemein, sodass sich mir die innerste Haltung des Arztes oder Therapeuten sehr schnell offenbarte, obwohl natürlich die medizinische oder fachliche Expertise bzw. Behandlung der Ärzte und Therapeuten im Vordergrund stand. Ich erkannte, dass es unter den vielen nur einzelne gab, die keine subtile Angst vor (meinen) Schmerzen hatten. Fast alle Helfer wollten mein Leiden so schnell wie möglich wegmachen, ohne mich als Expertin für meine Schmerzen wirklich einzubeziehen. Sie fühlten sich fachlich und persönlich kritisiert, wenn ihre Interventionen keine wirkliche Besserung brachten. Da meine Schmerzen offensichtlich in keinen bekannten Ursache-Wirkungszusammenhang passen wollten, wanderte ich von einem Experten zum nächsten. Letztlich begriff ich, dass – wenn nichts hilft – es gar nicht mehr so wichtig ist, welche Therapie angewandt wird, sondern mit wie viel Zuwendung und welcher Zuversicht die Therapie verabreicht wird.

Die Zuversicht, die wirklich hilft, ist eine Grundhaltung des Helfers, die mir als Patient oder Klient vermittelt: Ich bin nicht verloren oder abgeschrieben, sondern angenommen mit meinem Schmerz. Es ist eine Grundhaltung des Vertrauens, die trotz allem Schweren an das Gute glaubt; die das Schwere nicht leugnet und dennoch lebensbejahend und optimistisch ist. Diese innere Haltung klammert den Tod nicht aus, sondern begreift ihn als zum Leben gehörend, als Übergang in eine andere Seins-Dimension. Diese Zuversicht nährt und trägt, wenn nichts mehr trägt. Da kann ich mich fallen lassen und JA sagen zu allem wie es ist.

So eine Haltung muss erst wachsen. Sie ist nicht automatisch da. Sie ist auch Schwankungen unterworfen, einmal ist die Zuversicht ausgeprägt vorhanden, ein anderes Mal eher spärlich. Das ist menschlich. Zuversicht wächst in Gemeinschaft, in Verbundenheit mit Lebendigem und schenkt dem Leben Sinn und Freude. Und wenn wir einem

Menschen nichts geben können, nichts anzubieten haben angesichts des Schicksals, dann kann ein Funken Zuversicht, ein „Ja zum Leben trotz allem" Kraft geben, weiter zu gehen. Ich arbeite daher aus tiefster Überzeugung ressourcen-, lösungs-, und sinnorientiert und beziehe in Gruppen, so gut ich kann, gruppendynamische Prozesse mit ein.

Tritt im Leben eine Belastung auf – das können gesundheitliche, finanzielle, soziale oder andere schwerwiegende Probleme sein –, dann drehen sich die Gedanken der direkt und indirekt Betroffenen sehr stark um diese Belastung, in der Hoffnung eine Lösung zu finden. Lässt eine Veränderung zum Positiven jedoch trotz vieler Bemühungen auf sich warten, nehmen die Gedanken nicht etwa ab, sondern zu und die Belastung wird zum Hauptbezugspunkt bzw. zur Brille, durch die geschaut wird. Durch meine chronischen Schmerzen belastet, bin ich für meinen Partner eine Belastung geworden, für meine Angehörigen eine Sorge, Kontakte zu Freunden sind in den Hintergrund getreten. Wenn ich keine Schmerzen hatte, dachte ich nach, wie ich mit dem nächsten Schmerzschub umgehen könnte, sodass ich meine Arbeitsaufgaben bewältige. Ich merkte wie sich mein Leben immer mehr einfaltete und der Schmerz in den Mittelpunkt rückte. Als ich das erkannt hatte, begann ich mich zu desidentifizieren. Ich meditierte über folgende Sätze: „Ich bin nicht der Schmerz, ich bin mehr als das." Ich relativierte alle Rollen, Gedanken, Tätigkeiten, mit denen ich mich identifizierte. „Ich bin nicht nur das, ich bin auch … z.B. Liebe." Diese Übung half mir aus dem gedanklichen Sog der Schmerzen auszusteigen und brachte mir wieder mehr innere Leichtigkeit.

Die Begegnung mit Traumatherapie (EMDR[2] und Anliegenaufstellung[3] nach Franz Ruppert) sowie mit Tanz- und Reittherapie trug ebenfalls zu meinem Genesungsprozess bei: Ich durfte erkennen, dass die Ursache meiner Schmerzen möglicherweise in traumatischen Erfahrungen begründet liegt. Diese Einsicht eröffnete mir neue Heilungswege und damit Handlungsmöglichkeiten.

2 EMDR = Eye Movement Desensation Reprocessing

3 Anliegenaufstellung = Aufstellung der Wörter des Anliegensatzes, die die inneren Anteile repräsentieren

Die Zuversicht, die mir aus all der inneren Arbeit erwuchs, bewirkte allmählich eine Linderung. Die Schmerzspitzen reduzierten sich und auch die Dauer der Schmerzattacken verkürzte sich.

So ging ich weiter auf diesem Weg der Selbsterforschung und gewann mein Leben und meine Gesundheit immer mehr zurück. Ein Resultat meines persönlichen Weges ist dieses Buch. Möge es Mut machen, den Weg nach innen zu gehen und die Aufstellungsmethode als hilfreiche Begleiterin kennen und schätzen zu lernen.

1. Theoretische Grundlegung

1.1. Das innere Team

Identität: Ich bin eins und Ich bin viele

Identität (lateinisch: idem – derselbe, dasselbe) meint die Gesamtheit von Eigentümlichkeiten, die ein Individuum (von lat.: in-dividuare – unteilbar machen, ganz machen) kennzeichnet und es von anderen unterscheidbar macht. Die Identität eines menschlichen Individuums beruht auf dem Gefühl, trotz ständiger Veränderung innerlich sich selbst gleich zu bleiben und ist verknüpft mit dem Wissen um die eigene Unverwechselbarkeit und deren Bejahung (Erik Erikson). Der Mensch ist also eine Ganzheit, ein Unteilbares, eine Einheit.

Gleichzeitig wirken im Individuum verschiedene Gedanken- und Gefühlsmuster, die zum Teil sehr widersprüchlich sind und einander auch bekämpfen. Dies führt zu der Annahme: Ich bin viele. Die Aufspaltung der Einheit zeigt sich am deutlichsten im Auftreten von Diskrepanzen, wenn ich zum Beispiel ein Ziel erreichen will und es immer wieder selbst sabotiere, oder wenn ich unter dem Gefühl leide, einsam und unbedeutend zu sein und gleichzeitig Kontakten aus dem Weg gehe und alles dran setze, nicht gesehen zu werden.

Wie kommt es, dass die Einheit aufgespalten wird? Wie kommt es, dass Fühlen, Denken und Handeln auseinanderfallen und als unterschiedliche Anteile mit eigenen Überzeugungen und Rollen ein Eigenleben führen? Identität entwickelt sich auf Basis aller Erfahrungen, die das Individuum von Anbeginn seiner Entstehung macht. Besonders prägend sind die frühen Erfahrungen (Kindesalter, Geburt und Entwicklung im Mutterleib). Kommt es zu Erfahrungen, in denen das eigene Leben in Gefahr ist, reagiert der menschliche Organismus mit starkem Stress und dem bekannten Kampf- oder Fluchtreflex, oder wenn weder Kampf noch Flucht möglich sind, mit Kollabieren, dem sogenannten Totstellreflex. Man spricht in diesem Zusammenhang von Trauma oder exakter von Psychotrauma (Griechisch: Trauma – durch Gewalteinwirkung entstandene Verletzung, Wunde). Traumatische Erfahrungen überfordern die psychischen Kapazitäten des menschlichen Individuums. Um zu überleben, gibt der Mensch die

Einheit von Körper und Psyche auf; das Ich spaltet sich in verschiedene Teile auf. Das heißt, die Psyche trennt die unerträgliche Erfahrung von der augenblicklichen Realität ab und schiebt sie ins Unbewusste. Dadurch ist die Verbindung vom Ich zum entsprechenden Ereignis gekappt. Die Aufspaltung in den bewussten und den unbewussten Teil wird als Dissoziation bezeichnet. Sie geschieht völlig automatisch und entzieht sich unserer bewussten Steuerung.

An dieser Stelle verändert sich die ursprüngliche Identität des Individuums. Nachdem Schock und Dissoziation abgeklungen sind, beginnt ein Teil des Ichs Strategien zu entwickeln, die sicherstellen, dass die traumatische Erfahrung ja nicht ins Bewusstsein gelangt. Die Strategien werden mit der Zeit immer ausgefeilter und gezielter und beginnen unsere Gedanken und Emotionen zu konditionieren. Sie prägen schließlich unsere täglichen Aktivitäten, Verhaltensweisen und Gewohnheiten. Irgendwann hält das Individuum die Strategien für seine wahre Identität.

Während Psychotrauma auf neurowissenschaftlicher Ebene bereits gut untersucht ist, sind wir, was die seelisch-geistige Ebene anbelangt, auf Erfahrungen und theoretische Konzepte angewiesen, wenn es darum geht, Trauma und seine Folgen zu verstehen und zu therapieren. Franz Ruppert hat ein Modell entwickelt, das die Spaltung des Individuums infolge eines Traumas anschaulich macht und auf das hier immer wieder Bezug genommen wird. Seines Erachtens spaltet sich das Ich in drei Teile: in das Überlebens-Ich, das traumatisierte Ich und in das gesunde Ich. Diese drei Teile bilden die Struktur oder das Muster, nach dem sich die vielfältigen inneren Persönlichkeitsanteile bewegen.

Im Hinblick auf die heilsame Bearbeitung von Traumafolgen ist aber auch Roberto Assagiolis (1888 – 1974) Konzept vom Selbst bedeutsam. Assagioli geht davon aus, dass es eine den Teilpersönlichkeiten eines Menschen übergeordnete Instanz gibt – das Selbst. Das Selbst kann als bewusstes Ich oder als transpersonales Selbst in Erscheinung treten.

Zurück zur Ganzheit

Im Zentrum des gespaltenen Ichs, hinter allen verschiedenen Gedanken- und Gefühlsanteilen, hinter unseren diversen Befindlichkeiten und sozialen Rollen gibt es also eine Instanz, die mit der Fähigkeit ausgestattet ist, unsere Gedanken, Gefühle und Verhaltensweisen wahrzunehmen und zu beobachten. Diese Instanz ist sehr wichtig für den Prozess der Eins- oder Ganzwerdung (= Individuation nach Carl Gustav Jung, 1875 – 1961). Sie besitzt die Fähigkeit zur Selbstbeobachtung und Selbstreflexion und wird daher unter anderem auch als „Beobachter" bezeichnet. Das bedeutet, dass hinter dem Verstandes-Ich, dem Gefühls- und Körper-Ich eine viel umfassendere Präsenz ist, auf die häufiger noch mit Begriffen wie „wahres Selbst", „wahres Wesen" oder „Wesenskern" Bezug genommen wird. Mit Hilfe dieser Instanz, unserem wahren Selbst, können wir Klarheit, Harmonie und Gleichgewicht in unser Sein bringen und ein stabiles Ich-Bewusstsein entwickeln, das gekennzeichnet ist von Präsenz, Autonomie und Verbundenheit. Das Selbst unterstützt uns, uns aus der Identifikation mit unseren Gefühlen herauszulösen und eine konstruktive Form von Distanz zu ihnen aufzubauen. Das heißt konkret: Das Selbst hilft uns wahrzunehmen, dass wir mehr sind als nur das Gefühl. Gelingt uns das, wird das Ich nicht mehr von unangenehmen Emotionen überflutet und Beruhigung stellt sich ein (= Technik der Desidentifikation nach Roberto Assagioli).

Wichtig bei der Arbeit mit inneren Persönlichkeitsanteilen (= Gefühle, Gedanken, Körperempfindungen, Verhaltensweisen) ist, sie alle willkommen zu heißen, auch die destruktiven. Sie sind entstanden um das Überleben des Individuums zu sichern, auch wenn sie gegenwärtig den Eindruck erwecken, es zu bedrohen. „Wenn man begreift, dass jeder dieser Anteile von Lasten aus der Vergangenheit bedrückt wird, und wenn man seine jeweilige Funktion im Gesamtsystem anerkennt, so fühlt es sich weniger bedrohlich an."[4] Eine Aufstellung kann helfen, den biographischen Sinn einzelner Anteile zu verstehen und sie, in einem weiteren Schritt, zu würdigen. Das Verstehen und

---

4 Van der Kolk (2017) S. 335

die wertschätzende Anerkennung unterbrechen die isolierende und oft selbstzerstörerische Wirkung der Überlebensmechanismen und räumen der Person mehr Wahlmöglichkeiten ein.

> *Das menschliche Dasein ist ein Gasthaus. Jeden Morgen ein neuer Gast. Freude, Depression und Niedertracht – auch ein Moment der Achtsamkeit kommt unverhofft zu Besuch. Grüße und bewirte sie alle! … Behandle jeden Gast ehrenvoll. … Dem dunklen Gedanken, der Scham, der Bosheit – begegne ihnen lachend an der Tür, und lade sie zu dir ein. Sei dankbar für jeden, der kommt, denn alle wurden dir aus einer anderen Welt geschickt, um dich zu führen.*
>
> *Rumi*

Ein weiterer wichtiger Aspekt auf dem Weg zur Ganzheit, zum Einswerden mit uns selbst, ist die Integration jener Anteile, die wir aus unserem Bewusstsein verbannt oder abgespalten haben. Die Wiederverbindung mit diesen Anteilen besitzt eine sehr große, gesundheitsfördernde Kraft. Neben gezielter innerer Arbeit wird dieser Integrationsprozess unterstützt durch die Verbundenheit mit anderen Menschen, mit Tieren und der Natur als solche. Ein wesentliches Kennzeichen von Psychotrauma ist ja gerade Beziehungsverlust: Verlust der Beziehung zum eigenen Körper, zu den eigenen Gefühlen, zu eigenen Erinnerungen. Dieser Beziehungsverlust spiegelt sich sowohl in den sozialen Kontakten wieder und der Anschauung, allein und isoliert dazustehen, als auch in dem Gefühl von Fremdheit des eigenen Körpers. Bei der Überwindung von Trauma ist daher Aufmerksamkeit auf die Verbindung zum Körper, auf das physische Sein und auf das Wahrnehmen und Ausführen von Bewegungen wesentlich, ebenso wie vertrauensvolle Beziehungen zu anderen Menschen. Auch Tiere können den Traumaheilungsprozess positiv unterstützen so wie Aufenthalte in der freien Natur.

Aufstellungen eröffnen die Möglichkeit, physische Erfahrungen zu machen, durch Bewegung, Wahrnehmen und Spüren. Sie fördern damit das Körpergewahrsein.

Findet die Aufstellung in der Gruppe statt, so fördert sie in besonderer Weise mitmenschlichen Kontakt. In einer Gruppe finden reale Begegnungen von Menschen statt, mit Blickkontakt, Worten, Gesten und wertschätzender Berührung. Virtuelle Netzwerke vermitteln gewiss auch den Eindruck, verbunden zu sein. Sie ersetzen jedoch niemals die beruhigende und tröstende Nähe körperlich anwesender Personen. In der persönlichen Begegnung mit anderen begegnen wir unserer eigenen Lebendigkeit.

Die Teilnehmerinnen und Teilnehmer eines Aufstellungsseminars sitzen gewissermaßen im selben Boot; jeder darf einfach da sein, so wie er oder wie sie ist, mit der ganz eigenen Geschichte. Gegenseitige Empathie und Anteilnahme ergeben sich – begünstigt durch die Wahrnehmungen in den Stellvertreterrollen – wie von selbst. Die Teilnehmer bezeugen einander das erfahrene Leid und auch die vorhandene Resilienz und verstärken so die Wirklichkeit unserer Wahrnehmungen. Die Teilnehmer einer Aufstellungsgruppe sind ein unterstützender Resonanzkörper, der den inneren Prozess jedes Einzelnen trägt und Schutz und Geborgenheit vermittelt. Die Verbundenheit in der Gruppe öffnet den Raum für Transformation und Heilung – mit anderen Worten: Es entsteht ein heilender oder heiliger Raum.

Ich bin verbunden

Manchmal geschieht es in einem Gruppenprozess oder in der Meditation, dass wir in Berührung kommen mit unserem tiefsten Wesen, unserem wahren Selbst oder Wesenskern. Wir treten ein in einen Raum der Stille. Eine Stille, die sanft ist und durch keinen Lärm der Welt beeinträchtigt werden kann. Gehen wir noch tiefer, löst sich die lineare Zeit in der Wahrnehmung unbegrenzter Gegenwärtigkeit auf. Erfahrungen von körperlicher Entgrenzung, Glücksgefühlen und tiefem Frieden stellen sich ein. Das Ich-Bewusstsein tritt zurück zugunsten des Empfindens von umfassender Verbundenheit. Es ist ein Zustand von tiefem Frieden, ein Zustand von reinem Sein. Von hier gehen Impulse zur Heilung aus. Es ist vor allem die Praxis der Achtsamkeit[5], die die Entfaltung unseres Selbst, unserer Wesensnatur unterstützt. Das Selbst dient einerseits der Entfaltung unserer Identität und transzendiert sie andererseits auch in etwas Größeres hinein.

Es geht in der Arbeit mit inneren Anteilen um die Stabilisierung und Stärkung der Ich-Identität als Voraussetzung für das möglichst durchgängige Erleben von echter Verbundenheit, von Getragen- und Gehaltensein in einem größeren Netz. Diese Arbeit beabsichtigt also nicht narzistische Ego-Aufblähung, sondern Förderung der Ich-Stärke im Interesse eines lebendigen Miteinander-Seins.

> *„Nachdem ich (in der Therapie) endlich so viel über mich selbst hatte reden können, liebte ich alle anderen mehr als je zuvor."*
>
> *Dar Williams*

Wir müssen gerade in der Psychologie ein neues Menschenbild wagen, das die spirituelle Dimension, die geistig-feinstoffliche Verfassung des Menschen anerkennt und würdigt, ohne sie von der materiell-stofflichen zu trennen. Bis jetzt orientiert sich die Psychologie sehr stark an der naturwissenschaftlichen Sicht, die den Menschen vor allem als materiell-stoffliches Wesen betrachtet, dessen geistige Dimension sich hauptsächlich auf das rationale, logische Denken beschränkt. Gefühle werden vor allem als neuro-physiologische Prozesse verstanden, die chemisch durch Psychopharmaka und auf Verhaltensebene durch Verhaltenstherapie verändert werden wollen. Wünschenswert wäre eine ganzheitlichere Psychologie, die den Menschen in möglichst allen Dimensionen erfasst – körperlich, seelisch, geistig – und auf das Zusammenwirken dieser Dimensionen achtet. Dies gelingt am ehesten, wenn wir in einer nicht wertenden Offenheit dem sich aus sich selbst heraus entfaltenden Leben dienen und es nicht beherrschen wollen.

---

5 Mit Achtsamkeit ist Offenheit für alles gemeint, was sich in einem Moment im menschlichen Bewusstsein ereignet; eine willenlose, bewertungsfreie Betrachtung dessen, was auftaucht.

Auch der Begriff „Heilung“ ist gewiss weiter zu fassen als die Beseitigung von Symptomen. Heilung weist über uns selbst hinaus. Sie kann nicht gemacht werden, wir können sie nur empfangen, wenn sie zu uns kommt. Der Psychotherapeut Johannes B. Schmidt schreibt: „Heilung ist Wiederverbindung mit den spirituellen Kräften, die uns im Mutterleib geformt haben.“[6]

Wenn es konkret um Traumaheilung geht, um den Weg zurück zur Ganzheit, um das tiefe Erleben von Verbundenheit, dann scheint es nach Meinung der Traumaexpertinnen Luise Reddemann und Cornelia Dehner-Rau besonders wichtig zu sein, „dass man schlimme Erfahrungen in ein Größeres Ganzes einordnen kann, dass sich ein Gefühl des Zusammenhangs, der ´Kohärenz´, wie Antonowsky das nennt, entwickeln kann. Die Forschung zeigt auch, dass Menschen, die sich mit anderen verbunden fühlen und solche, die eine spirituelle oder religiöse Orientierung haben, leichter mit einem Trauma fertig werden.“[7]

---

6 Schmidt (2015) S. 174

7 Reddemann; Dehner-Rau (2018) S.145

1.2. Der innere Raum

In unserem Inneren gibt es so etwas wie einen Raum, in dem wir die seelisch-geistige Dimension des menschlichen Individuums lokalisieren. Doch ist dieser Raum nicht wirklich begrenzbar und auch nicht vom Körper getrennt. Er ist in seinen Tiefen letztlich unauslotbar. Dennoch nimmt das Ich diesen Raum vordergründig als zu sich selbst gehörend wahr.

Der Raum im Inneren, ein heiliger Raum?

In spirituellen Traditionen wird dieser Innenraum als heilig angesehen. Heilig, weil er unantastbar ist und Würde verleiht; heilig, weil er über das Individuum hinausgeht und es auf ein großes Ganzes hin transzendiert; heilig, weil in ihm Heilung geschieht.

Was dieser innere Raum auf der Erfahrungsebene sein kann oder ist, lässt sich nicht so leicht beschreiben. Die folgenden Zitate von Menschen, die in Berührung waren mit ihrem Raum und ihr damit verbundenes Erleben in Worte kleideten, mögen eine Ahnung von der Raumerfahrung vermitteln:

> *„In mir ist ein großer Raum, in dem alles enthalten ist. Ich kann mich, Ursula, darin wahrnehmen, aber nicht als abgetrenntes Individuum, sondern eher als Bewusstsein. Wie ein Licht. Meine Bedürfnisse sind nicht länger meine Bedürfnisse, sondern sie sind Wahrnehmungen der Bewegungen in diesem Raum. Dieser Raum ist sehr klar definiert – und gleichzeitig in seiner Ausdehnung ohne Begrenzung. Er ist nicht starr – eher wie fließende Wellen. Er ist ganz schwarz und leer – und gleichzeitig ist er ganz bunt und voll. Meine Grundempfindung ist, dass ich ohne diesen Raum nicht existiere, und dass ich umgekehrt die Wellen in diesem Raum belebe.“*[8]
>
> *Ursula Seghezzi, Religionswissenschaftlerin und Naturmystikerin*

---

8 Seghezzi (2017) S. 568 f.

„Direkt in uns können wir eine Seinsqualität finden, die alle Vorstellungen und Konzepte sprengt. Ob als Licht, Verbundenheit oder Gnade erlebt – es scheint vollkommen, faszinierend und klar. Es ist die vibrierende Energie, die den Menschen in außergewöhnlichen Augenblicken durchrieselt, der Glanz in den Augen, die elektrisierende Berührung, die glitzernde Pracht über dem Scheitel und das Licht hinter dem Herzen. Es ist wie ein inneres Lächeln voller Güte und Liebe, das durch alles hindurchscheint, gleichzeitig aber alles und nichts, jedes und keines davon ist. (…) Es kann nicht mehr vermessen werden, da darin Vergängliches und Ewiges, Endliches und Unendliches zusammenfallen."[9]

Sylvester Walch, Psychotherapeut, Dozent für transpersonale Psychologie und Holotropes Atmen

Poesie ist vielleicht die angemessenste Möglichkeit, der Erfahrung des heiligen Raums, der Seinsqualität in unserem Innern, sprachlich gerecht zu werden.

„Durch alle Wesen reicht der eine Raum:
Weltinnenraum. Die Vögel fliegen still
durch uns hindurch. O, der ich wachsen will,
ich seh hinaus, und in mir wächst ein Baum."[10]

Rainer Maria Rilke, Lyriker

Das Gewahrsein von Raum ist verbunden mit einem Gefühl von Ausdehnung, von Weite. Auf Körperebene lässt sich das Raumgefühl sehr leicht beobachten. Wenn wir unsere Aufmerksamkeit auf einen Körperteil richten und diesen bewusst entspannen, empfinden wir in diesem Bereich mehr Raum als zuvor. Der Körperteil fühlt sich weiter, ausgedehnter an als vor der Übung. Bei Schmerz und Bedrohung können wir manchmal wahrnehmen, wie sich etwas zusammenzieht, einfaltet. Das Bild vom Seelenraum, vom inneren Raum ist also nicht nur eine Metapher, sondern an empirisches Erleben gebunden. So

9 Walch (2011) S. 222f.

10 Rilke (2003) S. 112

dürfen wir auch fragen, was dieser Raum mit Heilung zu tun hat, warum dieser Raum heilig im Sinne von heilend ist.

So wie der Körper von sich aus eine Verletzung von selbst wieder verschließt, so wirkt auch in unserem Inneren, unserem Seelenraum etwas auf Heilung, auf Ausbalancierung von Seele, Geist und Körper hin. Was genau das ist, entzieht sich unserem Wissen. Die Selbstheilungskraft ist unserem Organismus sozusagen auf geheimnisvolle Weise einprogrammiert. Das heißt, wir können das, was von selbst geschieht, nur im Sinne einer Aktivierung der Selbstheilungskräfte unterstützen. Die Fähigkeit des Individuums zur Selbstregulation ist eine zentrale Annahme der systemischen Therapie.

Die Annahme eines Raums im Individuum inkludiert: Ich kann mich vom Gegenüber unterscheiden und eine Grenze zwischen uns wahrnehmen. Die Grenze schafft die Voraussetzung für die eigene Identität und gibt Orientierung. Die Grenze und die Unterscheidung zwischen Eigenem und Fremdem sind insofern bedeutsam, als traumatische Erfahrungen in der Kindheit zu Spaltungen und symbiotischen Verstrickungen[11] führen. Symbiotische Verstrickungen halten die Person in destruktiven Beziehungen gefangen und verhindern die Autonomieentwicklung.

Die Aufstellung sogenannter innerer Anteile (= Persönlichkeitsanteile, die sich in Form von Gefühlen, Gedanken, Körperempfindungen, als Symptome oder Verhaltensweisen äußern) öffnet den inneren Raum des Individuums und macht bestimmte Aspekte und Dynamiken in der psychischen Struktur sichtbar. In den Raum gestellt, erleben die Stellvertreter an den ihnen zugewiesenen Plätzen die Gefühle der inneren Anteile der Person. Arbeiten wir mit dem Familiensystem, können die in den Raum gestellten Stellvertreter von Familienmitgliedern deren Gefühle wahrnehmen. Die Familienaufstellung ermöglicht die Teilhabe am Raum der Familie. In Aufstellerkreisen spricht man auch vom Familienfeld oder der Familienseele. Die Wissenschaft weiß bis heute nicht, wie stellvertretende oder repräsentierende Wahrnehmung genau funktioniert und tut sich infolgedessen

11 Dazu mehr unter dem Punkt: Den eigenen Raum in Besitz nehmen

schwer, diese Feld- oder Raumphänomene anzuerkennen. Das hält Therapeuten, Berater, Coaches u.a. auf der ganzen Welt dennoch nicht davon ab, damit zu arbeiten.

Aufstellungen mit inneren Anteilen beabsichtigen, die Folgen von Trauma zu lindern, indem sie den Klienten unterstützen, sich als selbstwirksam (= Dinge aus eigener Kraft handhaben und meistern können) zu erleben, die Dissoziation rückgängig zu machen und eine eigene Identität jenseits der Opferrolle oder jenseits der eigenen Täterschaft zu finden. Zusammengefasst geht es um die Aktivierung der Selbstheilungskräfte zur Förderung und Wiedererlangung von körperlichem, seelisch-geistigem und sozialem Wohlbefinden[12].

Der Raum im Inneren steht einerseits für Ich-Identität und Autonomie und andererseits für Ich-Transzendenz und Verbundenheit. Geht es um den Aspekt von Ich-Transzendenz, verstehen wir darunter so etwas wie eine innere Ausdehnung in etwas Größeres, Umfassenderes, Grenzenloses hinein. Individuelles Bewusstsein und universelles Bewusstsein berühren sich. Wir sprechen auch vom Wirken der universellen Seele im Individuum. Die Erfahrung von Ich-Transzendenz ist beschreibbar als Raum, in dem Polaritäten sich auflösen und alles eins wird. Die Qualität der Erfahrung ist Friede, Stille, Freude, Schönheit, Weite, Liebe, Verbundenheit. Da traumatische Erfahrungen die Wirklichkeit fragmentieren und Persönlichkeitsanteile auf den Plan rufen, die unaufhörlich mit der ehemaligen Bedrohung beschäftigt sind und kämpfen, verhindern oder kritisieren, stellt die Fähigkeit zur Ich-Transzendez, zur Ausweitung des inneren Raums bei der Bearbeitung von Traumafolgen eine Zuversicht verheißende Perspektive dar.

Eine Beziehung zu sich selbst?

Während Familienaufstellungen und Organisationsaufstellungen auf die Heilung oder Erforschung von zwischenmenschlichen Beziehun-

12 Die Weltgesundheitsorganisation WHO definiert Gesundheit als völliges körperliches, seelisch-geistiges und soziales Wohlbefinden (https://de.wikipedia.org/wiki/Gesundheit - abgefragt im Jänner 2021)

gen oder von Beziehungen zu materiellen oder abstrakten Bezügen abzielen, geht es in Aufstellungen mit inneren Anteilen um die Heilung und Erforschung des eigenen Innenraums. Man könnte vielleicht auch sagen, um die Beziehung zu sich selbst. Doch das stimmt nicht ganz, denn letztlich zielt die Arbeit mit inneren Anteilen auf das Eins sein mit sich selbst ab: Eins sein mit dem eigenen Leben wie es war und wie es ist. Eine Beziehung zu sich selbst bedeutet, dass zwei da sind – Ich und mein Gefühl oder Ich und mein Körper. Die Kontaktaufnahme zu eigenen inneren Anteilen in der Aufstellung, seien sie traumatisiert, reaktionär oder ressourcenvoll, ist also gewissermaßen eine Anregung, zu sich selbst in Beziehung zu treten, jedoch nur als Zwischenschritt auf dem Weg zu tief empfundenem Selbstmitgefühl, zu größtmöglicher Selbstannahme und Kongruenz. Hierbei ist die ganz eigene Lebensgeschichte von Relevanz. Vergessenes und Verdrängtes darf in bewältigbaren Schritten zum Vorschein kommen, um gesehen, anerkannt und integriert zu werden.

Der innere Raum des Klienten und der Platz des Aufstellungsleiters

Insofern die Aufstellung innerer Anteile auf die Autonomie und Selbststeuerung des Klienten fokussiert, sind auch die Einbindung des Klienten in den Aufstellungsprozess und die Rolle des Aufstellungsleiters neu zu überdenken. Vom Aufstellungsleiter ist jedenfalls äußerste Zurückhaltung gefordert. Er sollte die direkte Kontaktaufnahme mit den Teilen des Selbstsystems des Klienten möglichst vermeiden. Sein Platz ist außerhalb. Der Aufstellungsleiter unterstützt das Erwachsenen-Ich des Klienten und fördert dessen Kontaktaufnahme mit seinen inneren Anteilen. Auf diese Weise kann der Klient sich selbst begegnen und erkennen, wo er in Bezug auf sein Anliegen steht, welche Schritte möglich sind und wie er gegebenenfalls weiterarbeiten kann. Allein das Erkennen und Zulassen weitet den inneren Raum des Klienten. Neue Sichtweisen und Handlungsoptionen vermitteln ein freieres Lebensgefühl.

Innerer Raum und Zeit

Aufstellungen mit inneren Anteilen sind wie ein Innehalten und sich Zeit nehmen für sich selbst. Nirgendwo hin zu müssen, sondern schauen und sich überraschen lassen, was von selbst geschehen möchte. Die lineare Zeit verwandelt sich in ein Zeitkontinuum; Stress und Getrieben sein in Gegenwärtigkeit. Verlangsamtes Leben findet den Weg zu sich zurück.

Die Bedeutung von Grenzen

Räumliche Grenze zwischen Ich und Nicht-Ich

Die Wahrnehmung einer Grenze zwischen Ich und Nicht-Ich ist, wie bereits erwähnt, Basis für die eigene Identität und damit für die Definition eines individuellen Seelenraums. Viele heilsame Impulse in Aufstellungen dienen der Differenzierung zwischen Eigenem und Fremdem. Lösungssätze wie „Ich bin ich und du bist du" oder „Ich trage meinen Teil der Verantwortung, deinen Teil der Verantwortung lasse ich bei dir" u.ä. bestätigen die Bedeutung individueller Abgrenzung. Der individuelle Seelenraum ist dann heil, wenn er frei ist von fremden Absichten und Zielen. Da im Zusammenhang mit Traumatisierung immer eine Grenzverletzung steht, die sehr häufig mit dem Gefühl von Scham verbunden ist, kommt der Grenzziehung zwischen Ich und Nicht-Ich eine große, entwicklungsfördernde Bedeutung zu.

Zeitliche Grenze zwischen vergangenem Trauma und sicherem Jetzt

In Aufstellungen mit inneren Anteilen ist aber nicht nur die räumlich empfundene Grenze zwischen Ich und Nicht-Ich relevant, sondern auch die zeitliche Grenze zwischen vergangenem Trauma und sicherem Jetzt. Es ist so, dass das innere Traumaerleben keine Zeit kennt und stets die Illusion erzeugt: Ich bin noch in Gefahr. Wird durch irgendeinen Umstand eine frühere traumatische Erfahrung getriggert (Trigger = Auslöser), dann reagiert der Organismus mit den gleichen Empfindungen wie damals. Das heißt, der menschliche Organismus unterscheidet in solchen Situationen nicht zwischen Vergangenheit und Gegenwart.

Ich-Identität auf Basis räumlich-zeitlicher Grenzen

Zusammenfassend lässt sich festhalten, dass die räumliche und zeitliche Grenze wirkungsvolle Metaphern sind zur Stärkung der Ich-Identität. In Aufstellungen können sowohl die räumliche als auch die zeitliche Grenze sehr gut dargestellt werden durch räumliche Abstände, durch das Aussprechen von Lösungssätzen oder durch das Auflegen einer räumlichen bzw. zeitlichen Grenze mittels einer Schnur oder etwas ähnlichem. Die Aufstellung innerer Anteile im (äußeren) Raum führt unvermittelt in die Erfahrung, ins Erleben im inneren Raum. Dynamiken werden sichtbar und somit veränderbar, neue Möglichkeitsräume tun sich auf. Es gilt, den Blick nach vorne zu richten, um die üblichen Erwartungen zu durchbrechen. Insofern ist auch die Einbeziehung des Zukunftsraums in Aufstellungen oft eine probate Intervention, denn die Motivation zur inneren Arbeit erwächst nicht nur aus vorhandenem Leidensdruck, sondern vor allem auch aus einer positiven Zukunftsperspektive. Wohin soll also die Reise gehen?

Im Hinblick auf eine stabile Ich-Identität und die Verarbeitung von traumatischen Erfahrungen sind folgende Ziele bedeutsam:

- ein Bewusstsein haben, dass ich jetzt in Sicherheit bin und das Trauma in der Vergangenheit liegt und nie mehr wieder kommt;
- fähig sein, mit den eigenen Bedürfnissen, Gefühlen, Erinnerungen und Überzeugungen verbunden und versöhnt zu sein;
- für mich selbst eintreten und mich von Fremdem abgrenzen können. Auflösung symbiotischer Verstrickungen. Je besser jemand bei sich bleiben kann, desto mitfühlender kann er anderen begegnen;
- Autonomie, Freiheit, Selbstwirksamkeit, Klarheit, Verbundenheit und Liebe zum Leben. Diese Qualitäten stellen sich dann ein, wenn wir nicht explizit danach streben, sondern uns offenen und ehrlichen Herzens unseren Bedürfnissen, Gefühlen, Erinnerungen und Überzeugungen zuwenden;
- ein positives Körpergefühl. Auch der Körper will beachtet, bewegt und miteinbezogen werden, denn letztlich sind Körper,

Geist und Seele eine Einheit, also e i n lebender Organismus. Und es ist gerade der Körper, in dem die traumatischen Erfahrungen (Kampf- und Fluchtimpulse, Einwirkung von Gewalt, Kollabieren) gespeichert werden.

Seelisch-geistige und körperliche Gesundheit

Gesundheit ist kein statischer Zustand, der klar und eindeutig von Krankheit unterscheidbar ist. Gesundheit im Sinne der Salutogenese ist etwas Dynamisches, das sich zwischen den Polen Gesundheit und Krankheit bewegt. Kriterien, die dem Pol seelisch-geistige Gesundheit zugeordnet werden, sind:

- die Fähigkeit, die Realität zu erfassen und adäquat auf sie zu reagieren (Realitätssinn und Handlungskompetenz),
- die Fähigkeit, Gefühle zu erleben und adäquat, das heißt der realen Situation entsprechend auszudrücken (mimisch-gestischer und verbaler Gefühlsausdruck),
- die Fähigkeit, sich auf nahe Beziehungen einzulassen (Bindungsfähigkeit),
- die Fähigkeit, sich aus Beziehungen zu lösen, wenn sie sich destruktiv auf die eigene Person auswirken (Abgrenzungsvermögen),
- Freude am Leben und Gefühl von Sinnhaftigkeit (Kohärenzgefühl),
- die Fähigkeit, sexuelle Lust zu erleben (sexuelles Empfinden),
- die Fähigkeit, das eigene Denken und Handeln zu reflektieren (Selbstreflexionsfähigkeit),
- eine zuversichtliche Haltung auch in schwierigen Zeiten,
- ein gewisses Maß an Ausdauer und Beharrlichkeit (Resilienz),
- die Fähigkeit, Aktivität und Ruhe auszubalancieren (Bewegungs- und Ruhebedürfnis),

- Lust auf ausgewogene Nahrung und Bewegung,
- die Fähigkeit, sich an Erlebnisse und Zusammenhänge zu erinnern (Erinnerungsvermögen),
- die Fähigkeit, über die Sinne wahrzunehmen (Wahrnehmung mit allen fünf Sinnen),
- Intuition als unmittelbare Anschauung und ganzheitliches Erfassen von Wirklichkeit (Realitätssinn),
- ein eigener Wille und die Fähigkeit, etwas anzustreben (Willenskraft und Zielstrebigkeit),
- u.a.

Der Beitrag von Aufstellungen innerer Anteile zur Gesundheit

Die Aufstellung von inneren Anteilen macht das Zusammenwirken von mehr oder weniger bewussten und unbewussten Kräften in uns erfahrbar. Ähnlich wie ein Wissenschaftler über das Mikroskop Zugang zur Wirkweise von Teilchen bekommt, die für das Auge allein nicht sichtbar sind, erschließt eine Aufstellung gewissermaßen den eigenen Innenraum aus einer Metaperspektive. Eine Aufstellung ist dennoch kein wissenschaftliches Instrument. Aufstellungen können das System Ich nie völlig ausleuchten und rational erklären. Das ist auch nicht die Absicht.

Eine Aufstellung von inneren Anteilen öffnet den Bewusstseinsraum und gibt Einblick in wirkende Dynamiken, im Sinne eines ganzheitlichen Erfassens von Zusammenhängen. Das heißt, die Aufstellung des inneren Systems ist keine analytische und bewertende Zugehensweise, sondern vor allem ein sich Aussetzen und Umgehen mit dem, was wirkt – in der Gegenwart, aus der Vergangenheit und auch aus der Zukunft. Sie ist eine Form achtsamer Selbstbegegnung zum Zweck der Selbstheilung.

Die Aufstellung innerer Anteile ermöglicht uns, mit den einzelnen Anteilen in Kontakt zu treten, sie zu verstehen, verbannte bzw. abgespaltene Anteile zu integrieren und fremde Anteile als solche zu erkennen und zu transformieren. Nach Franz Ruppert hat die Reintegration abgespaltener psychischer Strukturen das größte gesundheitsfördernde Potential.[13]

Die Klienten kennen den Ursprung ihrer Schwierigkeiten und genauso den Weg, der aus den Schwierigkeiten herausführt, doch ist dieses Wissen verborgen im Unbewussten. Externalisierungsmethoden wie die Aufstellungsarbeit sind daher sehr wertvoll, da sie den Klienten helfen, Zugang zu dem unbewussten Wissen über sich selbst zu erhalten. Die Stellvertreter gehen in Resonanz mit den inneren Anteilen der Klienten und geben durch ihre Wahrnehmungen wichtige Informationen über das innere System der Klienten. Der Aufstellungsleiter begleitet den Prozess, indem er den Klienten hilft, sich ihren Anteilen anzunähern, Verständnis zu entwickeln und Blockaden zu lösen. Die Präsenz des Aufstellungsleiters sowie der anderen anwesenden Personen unterstützt die Klienten, sich zu konzentrieren und zu fokussieren, wenn sie schwierigen Aspekten ihres Ich begegnen.

Die Externalisierung, also das nach außen sichtbar machen von inneren Anteilen gibt den Klienten zum einen Aufschluss über ihre inneren Dynamiken, zum anderen ermöglicht sie ihnen die behutsame Kontaktaufnahme zu den eigenen Anteilen. Diese beziehungsstiftende Kontaktaufnahme birgt in sich die große Chance, wahres Selbstmitgefühl zu entwickeln und führt zu größerer Präsenz im Alltag und einem freieren Lebensgefühl. Die Aufstellung innerer Anteile fördert also zunächst eine bessere Beziehung zu sich selbst, welche nach und nach in ein ganzheitliches „Stehen“ im eigenen Ich, im eigenen Körper übergeht. Es geht letztlich darum, im Sein anzukommen, in der Verbundenheit mit dem Leben, das ich bin.

13 Ruppert in: Meyer et al. (Hrsg.) (2015) S. 170

Der Raum im Außen – mitentscheidend für gelingende Aufstellungsarbeit

Einen heilenden Raum schaffen

In indigenen Kulturen ist es üblich, vor Heilritualen und Zeremonien einen heiligen Raum zu schaffen. Dabei wird ein Zentrum festgelegt (z.B. Feuerstelle) und dann werden die unterstützenden Kräfte aus allen Richtungen gerufen. Auch in unserer christlich abendländischen Kultur kennen wir den Begriff des heiligen Raumes. Hier sind es Orte, die geprägt sind von einer andächtigen und friedvollen Atmosphäre, welche die Anwesenden innerlich zu berühren vermag. Was den heiligen Raum kennzeichnet, ist die Ausrichtung auf etwas Größeres, die Offenheit für das Mysterium, für die Quelle oder wie immer man es nennen mag und die besondere Stimmung, die der Raum vermittelt (Sammlung, Stille, Vertrauen, Geborgenheit).[14]

Wenn also der Aufstellungsleiter mit den ihm zur Verfügung stehenden Möglichkeiten den Seminarraum oder den Praxisraum in einen heilenden Raum zu verwandeln beabsichtigt, dann sorgt er für eine angenehme, friedvolle Atmosphäre und richtet sich innerlich auf etwas Größeres aus. Er macht sich bewusst, dass er Heilung nicht machen kann. Er kann sein Wissen und seine Erfahrung beisteuern, mehr nicht. Dies setzt eine gewisse Demut voraus. Gelingt es ihm, den geistigen Raum bzw. den Seminarraum auf diese Weise zu gestalten, dann werden alle Anwesenden von einer heilsamen Kraft erfasst, die die inneren Prozesse unterstützt und trägt. Der Psychotherapeut Peter Bourquin schreibt: „In einem heilenden Raum gewinnt der heilende Prozess des Betroffenen an Kraft, schreitet tiefgehender und auch schneller voran als unter gewöhnlichen Umständen. Deswegen ist es für jeden Therapeuten interessant, dieses Phänomen zu verstehen.“[15] Der Psychotherapeut Johannes B. Schmidt bringt den heilenden Raum in Verbindung mit der Quelle des Seins, aus der das Leben

14 In der westlichen Wissenschaft gelten Einsichten schnell als obsolet, wenn sie in den spirituellen Bereich hineinreichen und so bleibt die wissenschaftliche Sicht auf den Menschen beschränkt.

15 Bourquin (2013) S. 123

entspringt und mit dem Eingehülltsein des Embryos im Mutterleib. Er verwendet hierfür den Begriff „sakraler Raum“ und versteht darunter „eine subjektiv oder intersubjektiv empfundene sakrale Raumqualität, an der wir teilhaben und die uns erfüllt“[16] und postuliert: „Nur in einem sakralen Raum können wir über die Verbindung mit dem größeren Feld, aus dem wir kommen, Trost finden.“[17]

Zum geistigen Rahmen gehört auch ein formaler Rahmen, das heißt die Vereinbarung von Rahmenbedingungen, welche die Einzelperson in der Gruppe schützen und die Gruppe als Ganzes verbindet.

Die wichtigsten Rahmenbedingungen für diese Arbeit sind:

- Stabilität in der Gruppe – kein unkontrolliertes Kommen und Gehen;
- Verschwiegenheit: Alle persönlichen Mitteilungen während des Seminars werden nicht nach außen getragen;
- respektvoller, wertschätzender Umgang miteinander;
- kein Ausagieren von Gewalt in den Stellvertreterrollen;
- Pausen zur Regeneration;
- Freiheit und Verantwortung jedes Einzelnen, gut für sich zu sorgen – z.B. Stellvertreterrollen abzulehnen, wenn sie einen (gerade) überfordern.

---

16 Schmidt (2019) S. 212 f.

17 Schmidt (2015) S. 183

1.3. Persönlichkeitsmodelle

Inneres Team oder innere Familie und der Raum des Ich bzw. Selbst

Die unterschiedlichen Körperempfindungen, Gedanken- und Gefühlsmuster wirken und interagieren miteinander ähnlich wie die Mitglieder eines Teams. Kriterien, die für die gute und erfolgreiche Zusammenarbeit in einem Team bedeutsam sind – gegenseitige Anerkennung und Würdigung, gute Kommunikation und Kooperation, Wertschätzung, Vertrauen, eine gemeinsame Vision – gelten auch für das sogenannte innere Team.

In der Dynamik der inneren Anteile sind die zentralen Erfahrungen unserer individuellen Biografie gespeichert sowie Erfahrungen aus dem Familien- bzw. Ahnenfeld und dem kollektiven Unbewussten. Richard Schwartz begründete das Modell der „inneren Familie“ (IFS, Internal Family System)[18], um Menschen darin zu unterstützen, einen mitfühlenden und neugierigen Kontakt zu den Teilen herzustellen. Der Begriff „inneres Team“ geht zurück auf das Kommunikationsmodell von Friedemann Schulz von Thun[19], das im Wesentlichen mit dem Modell von Richard Schwartz konform geht. Das Modell des inneren Teams möchte jedoch vor allem die verschiedenen inneren Stimmen an einen Tisch bringen. Franz Ruppert[20] begründete das Modell der Spaltung als Folge von Psychotrauma. Mit der Anliegenmethode (Aufstellung des Anliegens/des Anliegensatzes) arbeitet er an der Sichtbarmachung innerer Dynamiken im Interesse von Autonomieentwicklung und Selbstwirksamkeit. Ernst Robert Langlotz beschäftigt sich in seinem Modell der Selbstintegration mit dem Raum des Selbst, mit der Abspaltung des Selbst und der Introjektbildung. Alle diese Modelle sind hilfreich in der Aufstellungsarbeit mit inneren Anteilen. Sie sind für mich gleichermaßen gültig. Meines Erachtens schließt das eine Modell das andere nicht aus; sie ergänzen sich

---

18 Schwartz (1997)

19 Schulz von Thun (2013)

20 Ruppert (2017)

vielmehr im Hinblick auf die Aufstellungsarbeit mit inneren Anteilen. Die folgenden grafischen Darstellungen mögen der Veranschaulichung der verschiedenen Modelle dienen.

Franz Ruppert: Modell der Spaltung nach Trauma

Darstellung nach Ruppert, Banzhaf (2017)

Nach einem Trauma spaltet sich die menschliche Psyche in traumatisierte Anteile, Überlebensanteile und gesunde Anteile.

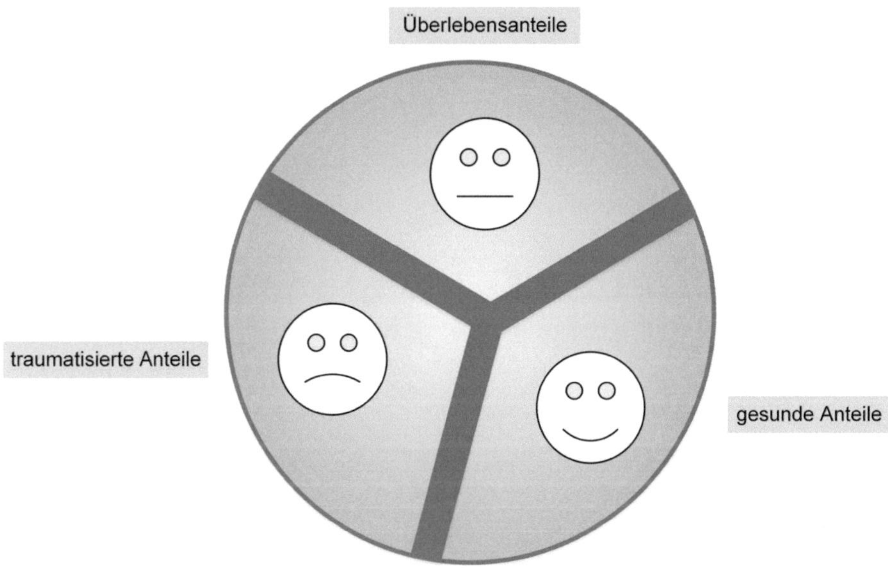

Abbildung 1

Franz Ruppert geht davon aus, dass die menschliche Psyche von Natur aus gesund ist. Überwältigende Erfahrungen zwingen die Psyche zur Aufgabe der Einheit von Körper und Psyche als Notfallmechanismus.

Ernst Robert Langlotz: Modell der Autonomie und Introjektbildung

nach Langlotz[21]

Trauma ist gekennzeichnet durch Spaltung und die Verbindung mit einem Introjekt:

Trauma löst Ich-Grenzen auf, implementiert Introjekte und schwächt das Ich in seiner Entwicklung durch die Abspaltung vom eigenen Selbst. Anders ausgedrückt: Das Kind macht dem Selbst des Peinigers in sich Platz und drückt sein eigenes Selbst maximal zur Seite bzw. hält es in Schach. Die Folgen sind ein Höchstmaß an Sensibilität für das Gegenüber und eine unterentwickelte Ich-Identifikation.

Im Extremfall wirft das Kind das eigene Selbst aus dem eigenen System. Die eigenen Grenzen lösen sich dabei ein Stück weit auf. Gegenseitige Grenzüberschreitungen (Übergriffigkeiten) werden zum Lebensmuster.

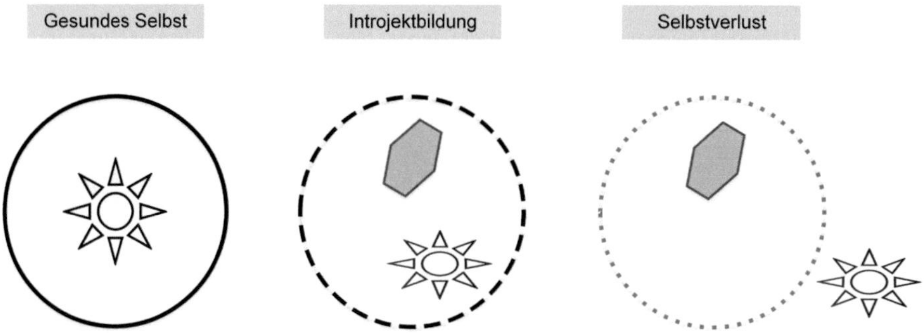

Abbildung 2

21 Langlotz (2015) und https://www.e-r-langlotz.de/methode-systemische-selbstintegration/systemische-selbst-integration/ (Zugegriffen: 15.06.2021)

Robert Schwartz: Modell der inneren Familie (IFS Internal Family System)

nach Schwartz (2008) und Holmes (2013)

In einer bestimmten Situation sind verschiedene Persönlichkeitsteile auf der inneren Bühne aktiv. Das wird durch die obere Hälfte des Kreises dargestellt (= Alltagsbewusstsein). Die untere Hälfte des Kreises repräsentiert das sogenannte Speicherbewusstsein, das alle potentiellen Gemütszustände enthält, zu denen wir fähig sind. Das Selbst ist im Zentrum unseres Bewusstseins. Es hat die Fähigkeit, zu regulieren und zu heilen.

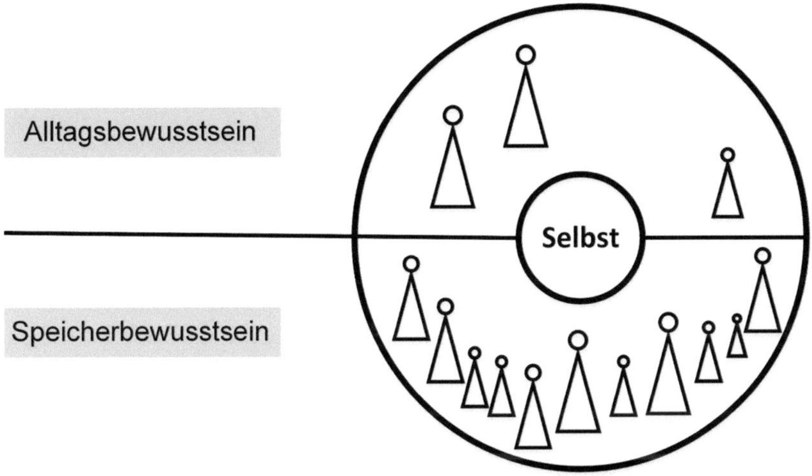

Abbildung 3

Friedemann Schulz von Thun: Modell des inneren Teams

nach Schulz von Thun (2013)

Im Menschen melden sich verschiedene Stimmen zu Wort, die unterschiedliche Bedürfnisse haben und auch im Widerspruch stehen können. Das Oberhaupt hat die Kontrolle über die verschiedenen Stimmen im Inneren. Es kann die verschiedenen Stimmen an einen Tisch bringen und die interne Kommunikation verbessern.

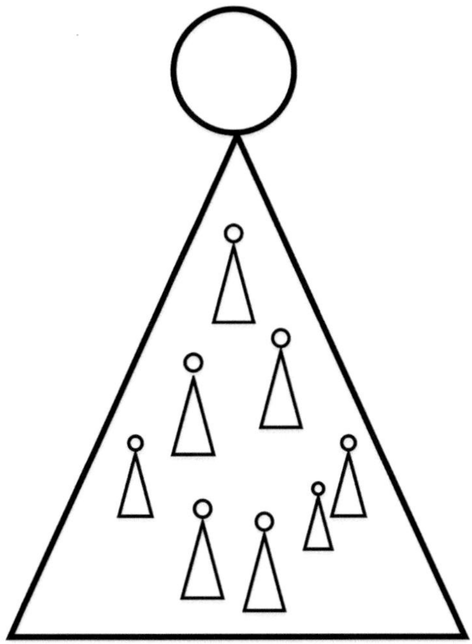

Abbildung 4

1.3.1. Das Spaltungsmodell von Franz Ruppert und das IFS-Modell von Richard C. Schwartz

Ich beziehe mich bei der Kategorisierung und Beschreibung der inneren Anteile sowohl auf das Spaltungsmodell von Franz Ruppert als auch auf das IFS Modell von Richard C. Schwartz. Dabei spreche ich vom „inneren Team“ und nicht von der inneren Familie, um Verwechslungen mit realen Familienmitgliedern und Familienaufstellungen zu vermeiden.

Beiden Modellen liegt die Einsicht zugrunde, dass es Anteile gibt, die – nach einer traumatischen Erfahrung – verhindern wollen, dass die traumatisierten Anteile ins Bewusstsein gelangen.

Nach Auffassung von Franz Ruppert spaltet sich das Ich nach einer traumatischen Erfahrung in traumatisierte Anteile, Überlebensanteile und gesunde Anteile.

Das IFS-Modell spricht im Zusammenhang von „traumatisierten Anteilen“ von den „Verbannten“. Jene Anteile, welche das Ich vor den abgespaltenen Inhalten beschützen wollen, nennt das IFS-Modell „Beschützer“. Diese korrespondieren mit den „Überlebensanteilen“ im Modell von Franz Ruppert.

Ähnlich in ihrer Funktion und Rolle sind auch die „Qualitäten des Selbst“[22] im IFS-Modell und die „gesunden Anteile“ im Modell von Franz Ruppert.

Erwähnenswert ist an dieser Stelle auch das Freud´sche Modell der psychischen Struktur des Menschen, welches von Ich, Über-Ich und Es spricht, wobei die Wirkung des Über-Ich, in Form von hemmenden inneren Ge- und Verboten sowie selbstabwertenden Urteilen die Rolle einer überwachenden Instanz einnimmt, die ähnlich den Beschützern oder Überlebensanteilen agiert.

Da das menschliche Bewusstsein äusserst komplex und vielschichtig ist, sind Modelle probate Mittel der Annäherung.

---

22 Schwartz (2008) S. 40-55

Der für mich bedeutendste Unterschied zwischen dem Modell von Franz Ruppert und dem von Richard C. Schwartz, den ich nicht unerwähnt lassen möchte, liegt im Menschenbild, konkret im Konzept von Psyche und Selbst. Franz Ruppert hält es in seiner Arbeit Aufstellungen bzw. Selbstbegegnungen auf der Grundlage der Bindungs- und Traumatheorie (= Identitätsorientierte Psychotraumatologie, kurz IoPT) für unabdingbar, „dass die psychotherapeutische Arbeit nicht auf magischen, metaphysischen, mythologischen und aus diversen Philosophien und Weltbildern zusammengetragenenen Vorstellungen beruht, sondern auf wissenschaftlich überprüfbaren Annahmen."[23], Richard C. Schwartz geht von einem Selbst aus, wie es „von verschiedenen spirituellen Traditionen in der ganzen Welt beschrieben wurde."[24]

So ist für ihn die Orientierung an der Einheit des Selbst und seinen Qualitäten wesentlich für die innere Heilung. Franz Ruppert spricht in seinem Spaltungsmodell hingegen von „gesunden Anteilen", die funktional im Sinne der Einheit der Psyche sind, aber ohne spirituellen, das Ich transzendierenden Charakter. Basis seiner IoPT ist die Bindungstheorie von John Bowlby. In seiner praktischen Arbeit setzt Franz Ruppert vor allem darauf, die Spaltung sichtbar zu machen, damit der Klient erkennen und anerkennen kann wie schlimm es tatsächlich war, und so etwas wie einen heilsamen Schmerz verspürt. Tiefes Spüren und Annehmen der eigenen Wahrheit führt, wie wir wissen, zu einer Erweiterung des inneren Raumes, die verbunden ist mit der Qualität von innerem Frieden und Stille. So verzichtet Franz Ruppert gänzlich darauf, Ressourcen in die Aufstellung mit hinein zu nehmen. Die von ihm postulierte Gefahr, dass Ressourcen nur die Überlebenanteile stärken, ist sicher gegeben, doch sorgsam eingesetzt, helfen sie dem Klienten im Sinne von Peter Levine[25], das Trauma neu zu verhandeln durch die Schaffung neuer Erfahrungen, die im Widerspruch zu den überwältigenden Gefühlen der Hilflosigkeit stehen. Trauma kann also nicht „weggemacht", sondern lediglich

23 Ruppert (2012) S. 188

24 Schwartz (2008) S. 33

25 Levine (2016) S. 162

überschrieben werden , mit Hilfe der gesunden Anteile oder Strukturen. Ich selbst habe beobachtet, dass die Hereinnahme von wirksamen Ressourcen in Aufstellungen die gesunden Anteile stärkt und den inneren Prozess der Neuorientierung bzw. „Neuverhandlung" unterstützt, wenn die eigene Wahrheit anerkannt ist.

Das Spaltungsmodell von Franz Ruppert impliziert die Annahme einer ursprünglichen Ganzheit der Person, während Richard Schwartz davon ausgeht, dass Multiplizität zur Natur des menschlichen Geistes gehört und frühere Traumata nur noch zusätzlich eine schädigende bzw. spaltende Wirkung im inneren Beziehungsgeflecht entfalten. Der therapeutische Zugang, um Polarisierungen und Ungleichgewichte zwischen den inneren Anteilen auszusöhnen und zu heilen, basiert bei Richard Schwartz auf dem mittels aktiver Imagination geführten inneren Dialog. Franz Ruppert arbeitet mit der Anliegenmethode (früher sprach er von der „Aufstellung des Anliegens").[26]

Die Modelle von Richard Schwartz und Franz Ruppert und ihre methodischen Zugänge sind gewiss verschieden. Gleichzeitig finden sich darin auch viele Übereinstimmungen. Da es mir vor allem um praktische psychologische Hilfe mittels Aufstellungen geht, erlaube ich mir, die erwähnten Modelle auf Basis meiner beruflichen und persönlichen Erfahrungen und Einsichten zusammenzuführen und zu ergänzen.

Mir persönlich liegt viel daran, die Kraft von Aufstellungen und die methodische Vielfältigkeit von Aufstellungen mit inneren Anteilen darzulegen und zu nutzen – im Interesse der Ganzwerdung bzw. Individuation. Es geht mir nicht darum, eine eigene Methode zu kreieren. Ich möchte vielmehr die Bandbreite an praktischen Möglichkeiten im weiten Feld der Systemaufstellung reflektieren und Impulse für die Praxis geben. Die theoretische Grundlage ist der Versuch ei-

26 Mittlerweile spricht Franz Ruppert nicht mehr von „Aufstellung", sondern von „Selbstbegegnung" und der „Anliegenmethode", die „Stellvertreter" nennt er „Resonanzgeber". https://franz-ruppert.de/veroeffentlichungen/videos/155-selbstbegegnung-mit-der-anliegenmethode (Zugegriffen: 09.06.2021)

ner Synthese von Ansätzen der hypno-systemischen Teilearbeit, der Identitätsorientierten Psychotraumatheorie (IoPT), der systemischen Selbstintegration, der systemischen Aufstellungsarbeit, spiritueller Psychotherapie und neurophysiologischer Forschung. Mein Anliegen ist in Bezug auf die verschiedenen Ansätze ein sowohl als auch und nicht ein entweder oder. Schließlich geht es ja um die Aufhebung der Spaltung auf der Ebene des Individuums, aber auch in größeren Kontexten. Daher suche ich vor allem nach dem Verbindenen der verschiedenen Ansätze und stelle die Aufstellungsarbeit als anschlussfähige Methode in den Mittelpunkt.

1.3.2. Wichtige Dynamiken im System Individuum

Um Menschen mittels Aufstellungen zu helfen, ihr Innenleben besser zu verstehen und Schritte der Heilung zu setzen, ist ein solides Verständnis der inneren Dynamiken unabdingbar. Aufstellungsleiter benötigen neben einer entsprechenden Haltung und Methodenwissen auch ein theoretisches Konzept, aus dem die Vorgehensweisen den Klienten gegenüber resultieren. Das Konzept ist eine unverzichtbare Basis, aber eben auch nur ein Konzept, das in seiner Qualität immer vorläufig ist. Der Mensch hat nun einmal keine abgeschlossene Innenwelt, in der sein gesamtes Erleben schlüssig erklärt werden könnte.

Eine der Hauptdynamiken im System Individuum, die es zu verstehen gilt, ist die Abspaltung oder Verdrängung überfordernder, belastender Inhalte bzw. traumatischer Erfahrungen ins Unbewusste und das auf den Plan Rufen von Instanzen, welche sich darum bemühen, dass die traumatischen Inhalte nicht ins Licht des Bewusstseins gelangen. In den oben genannten Modellen werden Zweitere als Beschützer oder Überlebensanteile bezeichnet. Das heißt, dass sich traumatisierte Anteile und Beschützer- bzw. Überlebensanteile gegenseitig bedingen und im Dienst des Überlebens eines Individuums stehen. Daher die Grundannahme: Jeder Anteil hat eine positive Absicht.

Über allen inneren Anteilen gibt es nach Richard Schwartz wie bereits dargelegt, eine Instanz, die alles beobachtet und wahrnimmt. Diese

Instanz ist Dreh- und Angelpunkt der Bewusstseinsentwicklung und Basis für die Entfaltung einer gesunden Identität. Sie ist fähig, Wahrnehmungen zu differenzieren und zu modulieren. Sie hält den Menschen im Innersten zusammen und ist offen zum Überpersönlichen, zum großen Ganzen hin. Worte reichen nicht aus, diese Instanz zu beschreiben, doch wollen wir sie im Rahmen der Aufstellungsarbeit mit den Begrifflichkeiten „Oberhaupt“, „Beobachter“, „Wesenskern“ oder „Selbst“ benennen. Ihre wichtigste Funktion im Feld der inneren Dynamiken ist das Wahrnehmen ohne Bewertung des Wahrgenommenen. Damit trägt sie auf seelisch-geistiger und körperlicher Ebene ganz wesentlich zur Lockerung der Leidfixierung bei.

„Solange du bereit bist hinzuschauen, können auch destruktive, schwierige Seiten deines Lebens, die diese oder jene Konsequenzen in deinem Alltag haben, verändert werden oder sich aufweichen. Wir sollten uns daher immer alles bewusst machen, und wir können das am besten tun, wenn es uns gelingt, uns selbst dafür nicht abzuwerten.“[27]

Mit welchen inneren Anteilen, Qualitäten und Dynamiken haben wir im Kontext psychologischer Beratung und Therapie häufig umzugehen? Wie zeigen sich diese in Aufstellungen? Welche Impulse kann der Aufstellungsleiter in den Prozess einbringen?

Das Selbst und seine Qualitäten oder Gesunde Anteile

Gesunde innere Anteile sind kraftvoll und konstruktiv eingestellt. Sie wollen weder Macht noch Kontrolle über andere Anteile ausüben. Gesunde Anteile sind dem Leben zugewandt und wollen sich entfalten. Sie leugnen das Leid nicht, sie haben Gefühlswahrnehmungen und können diese auch ausdrücken. Im Aufstellungsbild sind sie (meist) beweglich, wach und unterstützen die Klienten bei der Kontaktaufnahme mit Überlebensanteilen sowie mit traumatisierten und fremden Anteilen. Gesunde Anteile wirken stabilisierend, ausgleichend und beruhigend.

---

27 Walch (2016) S. 34

Besonders kraftvoll sind jene gesunden Anteile, die der Person in jeder Situation, auch in der allerschlimmsten, als Ressource zur Seite stehen. Franz Ruppert spricht von Anteilen, die nie zerstört und gespalten werden und die verbunden sind mit Werten wie Lebenssinn, Kraft, Visionen, Selbstfürsorge und Selbstliebe.[28] Sie entsprechen in ihrer Wirkung den von Richard Schwartz beschriebenen „Qualitäten des Selbst“: Ruhe, Klarheit, Neugierde, Mitgefühl, Zuversicht, Mut, Kreativität, Verbundenheit.

Ressourcen-Anteile

Dem Selbstwerdungsprozess und damit der Gesundheit dienlich sind vor allem Anteile, die Quellen von Heilung, Weisheit und Führung sind. Sie stabilisieren, beruhigen, schenken Klarheit und Orientierung. Ich nenne sie hier „spirituelle Anteile“, wenn es sich um imaginierte Helfer aus dem spirituellen Bereich handelt. Diese können spontan während des Aufstellungsprozesses auftauchen oder von Anfang an explizit mit dabei sein. Für manche Personen scheint diese Quelle von Heilung, Weisheit und Führung in ihrem Inneren zu entspringen, für andere wiederum hat sie ihren Ursprung in einer spirituellen Instanz außerhalb ihrer selbst. Es geht hier nicht um Glaubenswahrheiten, sondern um die positive Wirkung im inneren Prozess des Klienten. Und die kann auch von Instanzen kommen, die ganz dem Reich der Phantasie entspringen.

Wenn der Klient in Kontakt ist mit einem Ressourcen-Anteil, dann erhält er und sein traumatisierter Kindanteil von diesem Anteil mitfühlende Unterstützung, Mut und Zuspruch. Ohne Ressourcen ist die Gefahr sehr groß, dass abgespaltene traumatisierte Anteile das innere System mit dem Schmerz der Erinnerung überfluten und sogenannte Überlebensanteile aktivieren, die unbeugsam kämpfen oder managen. Ressourcen-Anteile helfen, extreme Anteile leichter zu transformieren, traumatisierte und abgespaltene Anteile zu trösten und ins System Individuum zu integrieren.

---

28 Ruppert (2012) S. 235

Der Psychiater und Aufstellungsleiter Ernst Robert Langlotz empfiehlt daher, den Klienten nach realen oder imaginierten Helfern zu fragen, die dem Kind in seiner äußersten Not als Kraftquelle dienten. Das können beispielsweise ein freundlicher Nachbar, Eltern von Freunden sein, oder imaginierte Personen wie Jesus, Maria, ein Heiliger, oder Elemente der Natur – ein Tier, ein Baum, Wolken, ein Stern, oder eine Märchen-/Comicfigur. Wenn dem Klienten selbst keine Halt oder Schutz gebende Ressource einfällt, dann ist in der Aufstellung „Mutter Erde“[29] hilfreich. Sie wirkt immer stabilisierend und unterstützend. Dies hat wohl damit zu tun, dass Mutter Erde Qualitäten der idealen Mutter in mannigfacher Dimension repräsentiert. Sie trägt und nährt uns; sie ist der Boden unter den Füßen und damit unser Halt – physisch und psychisch. Sie erhält uns am Leben, ist die Mutter aller Geschöpfe und vermittelt Geborgenheit und Schutz.

Zur Einstimmung auf die Arbeit mit inneren Anteilen und belastenden Erfahrungen kann eine geführte Meditation zum heilenden Raum[30] angeleitet werden.

Die Verbannten oder traumatisierte Anteile

sind Anteile, die sehr große Angst, Scham, Schuld, Ekel, Ohnmacht, Verlassenheit, Hilflosigkeit, Wertlosigkeit u.ä. empfinden. Diese Anteile spalten wir ab, das heißt wir fühlen sie nicht bewusst und trotzdem wirken sie außerhalb unserer Wahrnehmung weiter. Weil sie gesehen werden wollen, melden sie sich in Form von Symptomen auf der körperlichen, emotionalen und kognitiven Ebene. In Aufstellungen kann man traumatisierte Anteile meist daran erkennen, dass sich die Stellvertreter zusammenkauern, sich verstecken wollen und häufig auch nicht sprechen können.

Bevor mit diesen Anteilen gearbeitet werden kann, ist es wichtig, dass genügend Ressourcen vorhanden sind, auf die der Klient zugreifen kann. Das Selbst bzw. spirituelle Anteile können hier eine wichtige

---

29 Langlotz (2015) S. 135

30 Siehe im dritten Teil des Buches.

und stabilisierende Rolle spielen. Es ist zwar nicht immer angezeigt, aber gegebenenfalls kann der Aufstellungsleiter den Klienten bitten, Verbindung zu einem sogenannten spirituellen Anteil aufzunehmen und, mit diesem gemeinsam, sich dem traumatisierten Anteil zu nähern. Bei der Annäherung achtet der Aufstellungsleiter darauf, dass der Klient den für ihn aktuell richtigen Abstand zum traumatisierten Anteil findet. Oberste Priorität hat, dass der Klient im Kontakt mit diesem Anteil erwachsen und stabil bleiben kann.

Ist ein Kontakt zum traumatisierten Anteil hergestellt, braucht dieser vom Klienten als Oberhaupt vor allem folgende Botschaften, um langsam wieder Vertrauen zu fassen:

- Was du erlebt hast, war schlimm!
- Das Schlimme ist vorbei, und du hast es überlebt!
- Du warst nicht schuld!
- Heute bin ich erwachsen und kann dich schützen! Ich schaue jetzt auf dich!

Auch imaginative Übungen helfen, die verängstigten und traumatisierten Anteile so zu nähren, dass sie gesunden können. Der Aufstellungsleiter kann beispielsweise den Klienten fragen, was er als Kind damals gebraucht hätte und schlägt ihm vor, es ihm als erwachsene Person nun zukommen lassen, zum Beispiel indem er es an einen sicheren Ort bringt oder, indem die erwachsene Person sich in der Szene von damals schützend vor das Kind stellt und es verteidigt.

Beschützer oder Überlebensanteile

Die Beschützer- oder Überlebensanteile entwickeln verschiedene Strategien, um die Person von den schmerzlichen Gefühlen fernzuhalten. Sie handeln nach dem Motto „nie wieder … so verletzt werden/so beschämt werden/so allein sein/so hilflos sein …“ und gründen auf Überzeugungen, die dem magischen Denken eines Kindes entspringen. Zum Beispiel: „Wenn ich perfekt bin, dann kann mich niemand verletzen“; „Wenn ich andere unterwerfe, bin ich nicht hilflos".[31] Wir können das nicht steuern. Es handelt sich um unbewusst ablaufende Reaktionen auf eine überwältigende traumatische Erfahrung. Überlebensanteile wirken auch dann, wenn jemand die unerträglichen Gefühle durch Suchtmittel (Nikotin, Alkohol, Drogen) oder durch Verhaltenssüchte (exzessives Computerspielen, Arbeiten, Sporteln, Essen oder Hungern, Sex u.ä.) betäubt.

Überlebensanteile werden also nach dem erlittenen Trauma mit der Zeit zu Kräften, die gegen das eigene Wohl arbeiten. Sie blockieren die Weiterentwicklung, um Sicherheit aufrecht zu erhalten. Dazu verbannen sie die traumatisierende Lebenserfahrung ins Unbewusste und vermeiden mit den verschiedensten Strategien, dass sie in Erinnerung tritt. Insofern Überlebensanteile die Entwicklung blockieren, können sie auch unter der Bezeichnung „**innerer Saboteur**" zusammengefasst werden.[32]

Gefühle, die im Zusammenhang mit Überlebensanteilen stehen, kann man nach Vivian Broughton[33] daran erkennen, dass sie

- nicht eindeutig nur mit der augenblicklichen Situation zu tun haben,
- hochkommen und abnehmen, ohne einen Höhepunkt oder ein klar erkennbares Ende zu haben (im Gegensatz zu gesunden Gefühlen, die einen Anfang, einen Höhepunkt und ein Ende haben),
- oft lange anhalten, ohne sich aufzulösen,
- ein Gefühl von Erschöpfung, Frustration und Verwirrung hinterlassen,
- oft einhergehen mit dem Gefühl, einen Kloß im Hals zu haben, mit einer Anspannung im Brustkorb und im ganzen Körper oder mit anderen Blockaden,
- oft verworren sind und es nicht leicht ist, sie klar zu benennen.

31 Kumbier (2016) S. 32-36

32 Vgl.: Ingwersen (2015 DVD)

33 Broughton (2016) S. 91 f.

Entwicklungspsychologisch betrachtet, wurzeln Überlebensstrategien vor allem in dem Versuch des Kindes, eine traumatische oder verletzende Situation zu bewältigen. Wenn es der erwachsenen Person gelingt, die Strategien auf dem Hintergrund der damaligen Situation zu verstehen und zu würdigen, mildert das die Macht dieser Überlebensstrategien und öffnet neue Wege. Es gibt also immer einen guten bzw. nachvollziehbaren Grund, eine verborgene Logik, die es zu verstehen gilt.

Überleben, statt zu leben und Lebensfreude zu spüren, äußert sich auch im Funktionieren wollen, das heißt jemand „funktioniert" entsprechend einer vorher ausgesprochenen Zuschreibung. „Funktionieren" bedeutet einerseits, dass ich mein Handeln, Denken und Fühlen so anpasse und kontrolliere, dass ich als Kind weiter zur Familie gehören kann, weil mein Überleben von ihr abhängt und andererseits, dass ich meine Umgebung kontrolliere, damit sie mich behält, mir die Zugehörigkeit und damit das Überleben erlaubt.[34] Dieses „Funktionieren" zeigt sich bei Erwachsenen häufig im Beruf, in der Partnerschaft und in den verschiedenen sozialen Beziehungen. Es ist eine Überlebensstrategie, die Selbstwahrnehmung, Selbstmitgefühl und Selbstfürsorge ausblendet und den Kontakt zu den eigenen Gefühlen und Bedürfnissen stört. Wenn man als erwachsene Person über Jahre auf diese Weise funktioniert bzw. überlebt, kann es leicht sein, dass viel geleistet und manchmal auch viel erreicht wird, aber auf der emotionalen Ebene ein Defizit spürbar ist oder eine innere Leere.

Der Weg, der hier heraus führt, ist, die Wunden der Vergangenheit anzuschauen. „Es ist der Kontakt mit der Wirklichkeit, so wie sie ist und war, der heilt. Nur dann kann sich die Vergangenheit von der Gegenwart trennen, so dass die Zukunft nicht länger eine Verlängerung der Vergangenheit ist."[35] Ein wichtiger Satz, den der Klient aussprechen kann, nachdem belastendes Material angeschaut und anerkannt wurde, ist: „Was vorbei ist, ist vorbei und kommt auch nicht wieder!"

34 Geßner (2018) S. 141

35 Bourquin (2013) S. 132

Häufig zeigen sich Überlebensanteile in folgenden Rollen:[36]

Innerer Kritiker

Diese Anteile kritisieren und spornen zu Höchstleistungen an; sie sind oft der Ursprung von Perfektionismus. Die wahre Absicht des inneren Kritikers ist meist, die Person vor äußerer Kritik zu bewahren, insbesondere wenn diese im Kindes- und Jugendalter von nahen Bezugspersonen kritisiert und gedemütigt wurde. Innere Kritiker können die eigene Unvollkommenheit oder die des Umfelds nicht ertragen. Sie urteilen und werten.

Antreiber oder Manager

Sie sprechen so oder so ähnlich zu uns: „Streng dich an! Mach endlich weiter! Beeil dich! Mach dies noch, mach das noch! Sei attraktiv/erfolgreich/eine gute Mutter…! Mach Karriere! Rette die Unterdrückten! ...“. Die Aufgabe der Antreiber- oder Manageranteile ist, einen Handlungsplan zu entwickeln, der die Bedürfnisse des Individuums und die Erfordernisse des sozialen Umfelds erfüllt. Problematisch werden diese Anteile, wenn sie zu hart, zu laut und zu verbissen das Kommando führen.

Fürsorgender

Diese Persönlichkeitsanteile agieren nach dem Motto: „Ich helfe anderen, also bin ich“. Eigene Bedürfnisse werden als unwichtig erachtet, Aggressionen verleugnet. Das Helfen wird idealisiert. Diese Anteile geben, ohne zu nehmen und verbrauchen viel Energie, die dem Gesamtsystem dann fehlt (Helfersyndrom).

Sorgenmacher

Diese Persönlichkeitsanteile erinnern uns an den Schmerz, die Angst, die Überforderung vergangener Situationen und hindern uns daran, zu beurteilen, ob wirklich Gefahr besteht. Sie verursachen Ruhelosig-

36 Vgl.: Holmes (2013)

keit, Schlafstörungen, Grübeleien; aktivieren Ängste, verdüstern die Gegenwart und die Zukunft.

Ablenker

Das sind Anteile, die uns erlauben den Sorgen auszuweichen. Wenn die Ablenker zu dominant werden, verhindern sie den Kontakt zu nützlicheren Anteilen, die das Potential haben, das innere System nachhaltig zu beruhigen. Innere Ablenker lehnen es mitunter ab, die Realität des Traumas anzuerkennen und leugnen das Schmerzliche.

Verweigerer

Die inneren Verweigerer sagen vor allem „Nein". „Nein, ich brauche keine Hilfe. Nein, das ist mir zu unbequem, zu langweilig, zu blöd, …" Sie scheuen jede Anstrengung und verharren in dumpfer Ablehnung, in bequemem Nichtstun, Nichts-Wissen-Wollen. Innere Verweigerer sind prinzipiell dagegen. Obwohl das Sich Wehren gegen etwas grundsätzlich ein wichtiger Autonomieimpuls ist, ein „für sich selbst Eintreten", so handelt es sich bei den Anteilen der inneren Verweigerer mehr um Trauma vermeidende. Sie wollen verhindern, dass das erlittene Trauma getriggert wird und lassen sich daran erkennen, dass sie nicht in die Autonomie führen, sondern in eine Co-Abhängigkeit vom Willen eines anderen. Wenn der andere „Ja" sagt, sagen sie „Nein", wenn der andere „grün" sagt, sagen sie „rot" usw.

Feuerbekämpfer

Diese inneren Anteile versuchen die auftauchenden Schmerzen, die das gesamte System zu überfluten drohen, mit einer Wucht zu bekämpfen, die ihrerseits schädliche Folgen hat (z.B. Essattacken, Alkohol- oder Drogenmissbrauch oder andere extrem selbstzerstörerische Verhaltensweisen). Diese Kampfmaßnahmen führen zu einem intensiven körperlichen Erleben, wodurch die schmerzlichen Gefühle keinen Raum mehr haben. Doch das Ganze wirkt nur vorübergehend.

Innere Feuerbekämpfer haben, neben ihrer guten Absicht, auch Tätercharakter. Denn sie nehmen keine Rücksicht auf die Unversehrtheit der eigenen Person und auch nicht auf das Wohlergehen anderer Personen. Sie entstehen in traumatischen Gewalterlebnissen (körperliche oder seelische Gewalt), in denen die Person Lebensgefahr und hilfloses Opfersein erlebte. Lebensgefahr erzeugt immer einen Tötungsimpuls. Die unerträglichen schmerzlichen Gefühle, welche die Feuerbekämpfer bekämpfen, gehören zur Erfahrung von Lebensgefahr und Opfersein. Sie haben die Funktion, die Wut und den Hass in sich aufzubewahren, damit das erwachsene Ich, das aggressionsvermeidend ist, sich nicht damit auseinandersetzen muss.

Opfer- und Täteranteile, die auf traumatischen Gewalterlebnissen basieren, bedingen einander. Demnach führen uns Opferanteile auch zu unseren Täteranteilen. Das sind Strukturen in unserer Persönlichkeit, in denen verletzende, vernichtende Energien, die uns zum Opfer machten, gespeichert und gebunden sind. Aufgrund derer verletzen wir uns selbst und/oder andere Menschen.

Das sogenannte „Stockholm Syndrom" beschreibt anschaulich, wie das Erleben von Gewalt und maximalem Kontrollverlust zur Identifikation mit dem Aggressor führt. Die absolute Lebensbedrohung, die das Opfer fühlt, wird erträglicher, wenn es sich mit den Handlungsmotiven des Täters identifiziert. Die Person verinnerlicht und übernimmt dabei ohne ihr bewusstes Wissen und oft gegen ihren bewussten Willen Persönlichkeitseigenschaften, Werte und Verhaltensweisen des Aggressors und macht sie zu Anteilen ihres Selbst. Vor allem traumatische Erfahrungen in der Kindheit, bei denen das Maß der erlebten Ohnmacht und Abhängigkeit besonders groß ist, führen zur Ausbildung dieser Reaktion. Die Identifikation mit dem Aggressor bewirkt eine Verachtung der eigenen Bedürfniswelt und ruft paradoxe Schuld- oder Schamgefühle hervor: Schuld oder Scham über die eigenen Bedürfnisse, die vom Anderen weder anerkannt noch befriedigt, sondern ignoriert und missachtet werden.

Mit inneren Opferanteilen können wir meist wohlwollender umgehen, als mit unseren inneren Täteranteilen. Diese lehnen wir eher ab und verbannen sie ins Unbewusste. Kommen diese destruktiven Anteile dann zum Vorschein, wehren wir sie mitunter aggressiv ab durch selbstzerstörerisches Verhalten oder indem die Wut und Angriffslust an anderen Menschen ausagiert wird. Das problematische Verhalten wird oft nicht verstanden, wie das Beispiel einer Klientin belegt, die zu mir kam, weil die Beziehung zu ihrem neunzehnjährigen Sohn extrem angespannt und für sie zu einer großen Belastung geworden war. Besonders schlimm war es für sie am Wochenende, wenn der Sohn ausging und alkoholisiert nach Hause kam. Er verhielt sich dann der Mutter gegenüber streitsüchtig und war gewaltbereit. Als der Sohn noch jünger war, erlebte sie ihn freundlich und ausgeglichen. Auf die Frage, seit wann sich die Beziehung zwischen ihnen beiden so verschlechtert habe, sagte sie: „Als der Sohn sechzehn Jahre alt war." Ich fragte sie, was damals vorgefallen sei und sie berichtete, dass der Sohn einen Unfall hatte und im Krankenhaus notoperiert werden musste. Nach der Operation habe sie ihren Sohn nicht mehr wiedererkannt. Er sei ihr und den Ärzten gegenüber total aggressiv und abwehrend begegnet. Die Mutter fragte die Ärzte, was denn mit ihrem Sohn los sei und erhielt die Antwort, sie solle sich nicht zu große Sorgen machen, der Sohn habe ein „Durchbruchssyndrom", das schon wieder von selbst weggehe. Es wurde nicht verstanden, dass der Sohn durch den Unfall und die Notoperation plötzliche Ohnmacht, Todesangst und Ausgeliefertsein erlebte, die traumatisierend wirkten und daher eine therapeutische Behandlung gut gewesen wäre (z.B. Somatic Experiencing nach Peter Levine).

Dieser Versuch einer Kategorisierung der inneren Akteure soll dem Aufstellungsleiter als Anhaltspunkt zur Orientierung im inneren Team dienen. Die inneren Akteure tragen immer individuelle Kostüme und die Herausforderung besteht darin, herauszufinden, was ihre Funktion im Dienst der Gesamtperson ist.

Der Mensch ist mehr als die Summe seiner Teile

Der systemische Grundsatz, dass jedes System mehr ist als die Summe seiner Teile, gilt auch für den Gesamtorganismus des menschlichen Individuums. Was ist nun aber dieses „Mehr" – mehr als die Summe seiner Teile? Diese Frage führt uns entlang der approbierten wissenschaftlichen Erkenntnisse über die menschliche Identität hinein ins Unbekannte und damit in den Bereich der Spiritualität. Anerkannte Traumaexpert*innen wie z.B. Luise Reddemann halten fest, dass es für den Heilungsprozess dienlich ist, wenn man eine spirituelle Orientierung hat und schlimme Erfahrungen in ein größeres Ganzes einordnen kann. Fragt sich also, ob oder wie viel spirituelle Orientierung ein Aufstellungsleiter braucht, der mit inneren Anteilen arbeitet. Diese Frage kann selbstverständlich jeder nur für sich selbst beantworten. Wenn es also um das „Mehr" geht, ist die Annahme eines größeren Ganzen, auf das der Mensch sich beziehen kann, bedeutsam. Wir brauchen jedoch für Weiterentwicklung und Erkenntniszuwachs keine (neuen) Dogmen, wir brauchen vor allem viele Praxisbeispiele und eine breite Diskussion.

1.3.3. Besonderheiten von Aufstellungen mit inneren Anteilen

Akteur und/oder Beobachter

Es gibt für die Arbeit mit inneren Anteilen grundsätzlich zwei verschiedene Herangehensweisen: Entweder steht der Klient für sich selbst (= Oberhaupt) und tritt mit den Stellvertretern seiner inneren Anteile direkt in Kontakt oder der Klient bleibt in der Beobachterrolle im Außenkreis und ein Stellvertreter repräsentiert den Klienten (= Fokus des Klienten bzw. des Oberhaupts). In der zweiten Variante kann der Klient selbstverständlich auch zu einem bestimmten Zeitpunkt in die Aufstellung hereingeholt werden.

Die direkte Kontaktaufnahme des Klienten mit den Stellvertretern in der Aufstellung ist eine sehr adäquate Zugehensweise bei der Arbeit mit inneren Anteilen. Der Aufstellungsleiter forciert dabei von sich aus keine Bewegungen durch Umstellen der Stellvertreter, sondern begleitet den Klienten zu jedem einzelnen Stellvertreter seines inneren Teams hin und unterstützt die Kontaktaufnahme. Der Klient kann entscheiden, zu welchem Anteil er als erstes hingehen möchte. Durch die Kontaktaufnahme, Anerkennung und Würdigung der einzelnen Anteile werden heilsame Prozesse im Inneren des Kienten angestoßen. So ermöglicht das In-den-Raum-stellen innerer Anteile eine Form der einfühlsamen Selbstbegegnung.

Prozessorientierung

Lösungsorientierung ist ein Charakteristikum von systemischen Aufstellungen. Bei der Arbeit mit dem inneren Team wird grundsätzlich eher prozessorientiert als lösungsorientiert vorgegangen. Das heißt, es geht nicht primär darum, durch die Bewegung von Stellvertretern im Feld wirksame Lösungsschritte zu setzen oder ein abschließendes Lösungsbild zu finden, sondern vor allem um das Wahrnehmen und emotionale Kontaktaufnehmen des Klienten mit den eigenen inneren Anteilen, die im Hinblick auf ein bestimmtes Thema bedeutsam sind und um das Verstehen, was im eigenen Inneren gerade los ist.

Wenn die inneren Prozesse im Aufstellungsbild sichtbar werden – zum Beispiel äußert der Stellvertreter eines ungesehenen Anteils, der weit außerhalb steht, er fühle sich jetzt gesehen und möchte näher zu den anderen Anteilen kommen – dann ist es sinnvoll, diesen Bewegungsimpuls ausführen zu lassen und gleichzeitig zu schauen, wie es den anderen Anteilen und dem Klienten mit dieser Veränderung geht.

Psychoedukation

Ein Merkmal von Aufstellungen mit inneren Anteilen ist die parallel zur Aufstellung angebotene Psychoedukation. Der Klient soll Zusammenhänge zum Beispiel zwischen einem belastenden Erlebnis in der Vergangenheit und dessen Folgen in der Gegenwart verstehen und Dynamiken (= das Zusammenspiel der inneren Anteile untereinander) soweit als möglich erkennen können. Der Aufstellungsleiter bleibt vom Anfang der Aufstellung bis zum Schluss im Dialog mit dem Klienten.

Relevanz der eigenen Lebensgeschichte

Das Aufstellungsbild und die Wahrnehmungen der Stellvertreter bringen vergessene traumatische Erfahrungen aus der eigenen Biographie ans Licht, manchmal auch transgenerationale Traumata. Meist sind es jedoch belastende Kindheitserfahrungen, mitunter auch Belastendes aus späteren Lebensabschnitten (Jugend, Erwachsenenalter). Über die Aufstellung erhält der Klient Zugang zu dem, was war: Was ist geschehen? Was habe ich erlebt? Welche Folgen hat es für mich jetzt? Es ist eine Form des Wieder-Erinnerns im geschützten Raum. Nur wenn etwas wirklich erinnert wird, kann es innerlich verarbeitet und integriert werden. Wird die wahre Situation verleugnet oder verdrängt, bleibt sie „under cover" weiter mächtig. Es geht jedoch nicht darum, den Schmerz von damals zu spüren, sondern um einen heilenden Schmerz, der die Verbindung zu sich selbst wieder herstellt, die in der Traumasituation abgebrochen ist.

1.3.4. Gemeinsamkeiten von Familienaufstellungen und Aufstellungen innerer Anteile

Anerkennen was ist

Anerkennen, was ist, ist ein wichtiger Grundsatz für beide Arten von Aufstellungen: Zunächst gilt es, absichtslos zu schauen, was im Feld der Aufstellung wirkt. Dabei kann Schönes und Unangenehmes auftauchen, Nährendes und Angstmachendes. Alles wird gesehen – aus sicherem Abstand. Anerkennen, was ist, bedeutet, dass die Wirklichkeit so angenommen wird wie sie ist. Aus dieser Haltung heraus kommt Klarheit über den nächsten Schritt. Alles, was da ist, darf da sein, weil es da ist. Es ist ein Zustand innerer Widerstandslosigkeit. Wir öffnen uns der Wirklichkeit, wie sie sich im Augenblick zeigt. Das ist die Voraussetzung für Veränderung. Für die Arbeit mit inneren Anteilen heißt das vor allem, unserer gelebten Realität als Kind in die Augen zu schauen: "Die Dinge waren nicht ideal, wir hatten kaum Kontrolle über das, was passierte, und es war nicht in Ordnung so, auch wenn die offiziellen Verlautbarungen der Familienideologien das Gegenteil behaupten. (…) Papa, Mama und Co waren so, wie sie waren – sie waren alles, nur nicht ideal.“[37] Die Aufstellung innerer Anteile hilft, die Illusion einer perfekten Familie aufzugeben.

Recht auf Zugehörigkeit

Alle, die dazugehören, haben ein Recht auf Zugehörigkeit. Ausschließen hat schlimme Folgen. Diese Einsichten gelten nicht nur im Kontext von familiären und beruflichen Beziehungsfeldern, sondern auch im Kontext des Systems Individuum. Innere Anteile ins Unbewusste zu verbannen, hat Auswirkungen auf der körperlichen Ebene (z.B. Schmerzen, Verdauungsprobleme, Autoimmunerkrankungen), auf der emotionalen Ebene (z.B. Überforderungsgefühle, chronische Unzufriedenheit, Verzweiflung, Scham- und Schuldgefühle) oder auf der kognitiven Ebene (z.B. Konzentrationsstörungen, Selbstzweifel, Schlafstörungen). Das, was nicht sein darf, was nicht dazugehören darf, beschäftigt uns auf der unbewussten Ebene dauernd. Daher ist es sinnvoll, den Weg des bewussten Schauens zu gehen und eine einschließende Haltung einzunehmen. Alle inneren Anteile wollen gesehen werden.

Bei manifesten Symptomen oder Krankheiten ist aus der Sicht der Aufstellungsarbeit sowohl an die Ausgrenzung von bestimmten Themen wie persönlich erlebten Traumata zu denken als auch an die Ausgrenzung von systemrelevanten Personen in der Familie, auch generationsübergreifend. Ausgegrenztes einzubeziehen und die Zugehörigkeit anzuerkennen, ist ein heilsamer Vollzug.

Differenzierung und Abgrenzung

Ebenso wie das Einschließen aller, die dazugehören, ein Grundsatz der Aufstellungsarbeit ist, ist auch das Abgrenzen des Individuums von Fremdem, von Übernommenem und nicht zum Ich Gehörigen ein wesentlicher methodischer Baustein. In der Aufstellung innerer Anteile können fremde Anteile (Introjekte) auftauchen, das sind Selbst-Anteile, die mit einer anderen Person identifiziert sind. Diese Anteile müssen gesehen und anerkannt werden, um dann Schritte

37 Peichl (2018) S. 239

zur Differenzierung und Abgrenzung setzen zu können. Die Unterscheidung zwischen Eigenem und Fremdem ist eine Grundvoraussetzung, um sich abzulösen und klarer „Ich" zu sein.

Rangordnung

Auch im System Individuum gibt es so etwas wie eine Rangordnung unter den inneren Anteilen, die nach traumatischen Erfahrungen dysfunktional geworden ist und daher zugunsten von interpersoneller Kommunikation und Kooperation verändert werden soll. Oberste Priorität im System Individuum hat nach Richard Schwartz und seinem IFS-Modell das Selbst als steuernde Instanz. Es ist fähig zu beobachtendem Schauen, zu Selbstreflexion, Einfühlung und Handlungsplanung. Insofern kommt dem Selbst bzw. dem steuernden Ich im Verhältnis zu den inneren Anteilen eine übergeordnete Rolle zu. Im System der inneren Anteile kann man allerdings noch weitere Hierarchien beobachten, die der Aufstellungsleiter berücksichtigen sollte. Die Regel lautet „Boss comes first". Das bedeutet, dass zuerst mit dem mächtigsten Anteil im System verhandelt bzw. dieser als erstes zum Kooperationspartner des Klienten gemacht werden sollte, bevor an die Arbeit mit dem verletzten, kindlichen Anteil herangegangen werden kann. Ziel ist, die „autoritäre Regierung durch ein pluralistisches System zu ersetzen, in dem sich jeder Teil wertgeschätzt fühlt und tun kann, was er wirklich kann und mag."[38] Dies gelingt, wenn der Klient der nicht einschränkenden, im Herzen zentrierten Führung des Selbst vertraut. Selbstverständlich muss auch der Aufstellungsleiter dieser Führung vertrauen – sowohl in seinem eigenen Herzen als auch im Herzen der Klienten. Für das Verhältnis von Klienten und Aufstellungsleiter bedeutet das Kommunikation auf Augenhöhe und äußerste Zurückhaltung, was die Veränderung der inneren Anteile betrifft: „Die therapeutische Methode, welche die Autonomie und Selbststeuerung des Patienten am besten respektiert und das Gefühl der ´Selbstwirksamkeit´ unterstreicht, vermeidet jede direkte Kontaktaufnahme des Therapeuten mit den Teilen des Selbstsystems des Patienten und fördert die Heilung durch die Unterstützung des Erwachsenen-Selbst."[39]

38 Schwartz (2008) S. 127

39 Peichl (2019) S. 178

Ausgleich zwischen Geben und Nehmen

Auch innere Anteile zeigen in Aufstellungen so etwas wie einen Ausgleichssinn. Jeder Anteil erfüllt aus seiner Perspektive eine bestimmte Aufgabe, für die er – auch wenn er für die Person selbst hinderlich oder störend ist – gewürdigt werden möchte. Den Anteil sehen, ihm Ansehen schenken und ihm für das danken, was er leistet, stimmt ihn versöhnlicher und dadurch wird Transformation möglich. Geht es beispielsweise um einen kindlichen Anteil, der sich vernachlässigt und einsam fühlt, dann wäre ein möglicher Ausgleich, wenn die erwachsene Person sich um diesen Anteil kümmert, indem sie ihm verspricht, in der nächsten Zeit Dinge zu tun, die sie als Kind gerne gemacht hat oder gerne gemacht hätte. Überlebensanteile oder Beschützer werden milder durch die Anerkennung ihrer guten Absicht und indem das Erwachsenen-Ich klar die Führungsverantwortung übernimmt. Anerkennung, Achtung und Respekt sowie Dankbarkeit wirken ausgleichend im inneren System. Eine Klientin stellte z.B. ihr Symptom (chronische Gastritis) auf und durfte erkennen, dass es ihr gegenüber wohlgesonnen war und die gute Absicht hatte, die Klientin auf etwas anderes Schwerwiegendes aufmerksam zu machen. Der Dank der Klientin gegenüber ihrem Symptom und die Hereinnahme der Position „Das, worauf das Symptom aufmerksam macht" führte in der Aufstellung zum Rückzug des Symptoms.

1.3.5. Vorzüge von Aufstellungen bei der Arbeit mit inneren Anteilen

Vielfalt von heilsamen Interventionsmöglichkeiten

Die Viefalt von methodischen Möglichkeiten in der Aufstellungsarbeit ist eine große Ressource und erlaubt, gezielt auf den jeweiligen Klienten und sein Anliegen einzugehen. Welche konkrete Vorgehensweise letztlich auch bevorzugt wird, es geht immer darum, im Klienten mehr Erlaubnis für seine eigenen weiteren Entwicklungsschritte zu schaffen, im Interesse von größerer Freiheit, Weite und Liebe. Nicht die unterschiedlichen Aufstellungsformate stehen im Vordergrund, sondern der Klient und sein Anliegen. Aufstellungsarbeit ist vielseitig und mit anderen Methoden gut kombinierbar. Das ist ein großer Vorteil, da oft multimodale Interventionen nötig sind, um aus der Traumabiografie wirklich auszusteigen.

Die Aufstellung innerer Anteile ist eine hocheffiziente Methode in der Traumabewältigung. Eine Aufstellung ermöglicht eine kontrollierte *Externalisierung* innerer Anteile. Auch Anteile, die sehr früh entstanden sind, zum Beispiel im Mutterleib oder bevor das Kind sprechen konnte, zeigen sich in Aufstellungen und machen so eine Bearbeitung möglich. Trauma bewirkt generell ein Unvermögen, das Erlebte sprachlich zu artikulieren. In der Aufstellung können wir den Stellvertreter bitten, aus der Rolle, in der er „sprachlos" ist, kurz herauszugehen und zu berichten, was er in der Rolle erlebt bzw. fühlt.

Da Trauma bzw. belastende Erfahrungen nicht ungeschehen gemacht oder aufgelöst, sondern bestenfalls überschrieben und integriert werden können, geht es in der Arbeit mit inneren Anteilen vor allem um „Reframing" – also darum, die traumatische Erfahrung anzuerkennen und ihr dann eine neue Bedeutung zu geben. Die Kunst des Aufstellungsleiters ist, zum richtigen Zeitpunkt das Richtige zu tun. Richtig ist, was den Klienten da abholt, wo er gerade ist und ihm weitere Schritte und neue Sichtweisen eröffnet.

Die Aufstellungsmethode ist reich an Werkzeugen, die den Klienten unterstützen, durch die Einnahme *unterschiedlicher* Perspektiven sein festgefahrenes inneres Erleben aufzubrechen und zu verändern. Alte, verkorkste Sichtweisen werden ins Bewusstsein gebracht und neue, lebensdienlichere verankert.

In Aufstellungen kann der Klient durch *assoziertes* Wahrnehmen (direktes Einfühlen an einem bestimmten Aufstellungsplatz) Gefühle und Körperempfindungen erleben oder durch *dissoziertes Wahrnehmen* (aus der Außenperspektive) ein äußeres Bild für inneres Erleben bekommen und Zusammenhänge erkennen.

Die Wahrnehmungen der Stellvertreter helfen bei der Differenzierung zwischen Eigenanteil und Fremdanteil. Mit der „kataleptischen Hand" (Begriff von Mathias Varga von Kibed) können bestimmte

Eigenschaften (z.B. Fremdanteil) aus einem Stellvertreter herausgezogen und repräsentiert werden. Dadurch lösen sich Kontextüberlagerungen auf und schenken dem Klienten mehr Klarheit.

Abstandsveränderungen zwischen Positionen können Gefühlswahrnehmungen verändern, ebenso die Hinzunahme (z.B. Ressourcen) oder das Herausnehmen von Positionen.

Durch das *Verlangsamen von Prozessen* und die Wiederholung von wichtigen Sequenzen der Aufstellung kann der Klient tiefer ins Gefühl gebracht werden.

Imaginationen können gut in den Aufstellungsprozess integriert werden, beispielsweise Imagination des sicheren Ortes für das innere Kind bzw. den traumatisierten Kindanteil.[40]

Die Einführung einer *Zeitlinie* hilft, Vergangenes abzuschließen und in die Zukunft zu schauen oder von der Zukunft in die Gegenwart, was ebenfalls die Sicht auf sich und das Leben weitet.

Der eigene *Innenraum* kann mit kleinen Hilfsmitteln in der Aufstellung dargestellt werden, um die Ich-Grenzen zu stärken.

Klienten können angeregt werden zum Probehandeln, indem sie beispielsweise einen kindlichen Anteil, so es angezeigt ist, umarmen oder an der Hand halten oder einen fremden Anteil kraftvoll an der Grenze zum eigenen Innenraum zurückweisen.

Aufstellungen können traumatische Erfahrungen leicht triggern. Das ist eine Gefahr (Retraumatisierung), aber auch eine Chance für den Klienten, die mit dem Trauma verbundene Dissoziation im geschützten Raum zu erleben, als Notfallreaktion zu begreifen und bewusst ins Hier und Jetzt zurückzukehren.

Aufstellungen bieten so eine Vielfalt an Möglichkeiten, um Heilungsprozesse in Gang zu setzen. Das direkte Erleben von heilsamen Gefühlen fördert die Neuroplastizität und hilft dabei, neue Nervenbahnen und Verschaltungen zu prägen.

---

40 Luise Reddemann bietet in ihrem Buch „Imagination als heilsame Kraft“ (2001) viele hilfreiche Übungen zur Behandlung von Traumafolgen an, die auch in die Aufstellungsarbeit integriert werden können.

Ich möchte anregen, die Vielseitigkeit und Kraft von Aufstellungen auf der Basis neuester Erkenntnisse der Traumaforschung im Dienste der Ganzwerdung (Individuation) und der Optimierung von eigenen und gemeinschaftlichen Lebensprozessen zu nutzen.

1.3.6. Der Einsatz der Trommel in der Aufstellung innerer Anteile

Entspannende Wirkung

Viele wissenschaftliche Untersuchungen zeigen auf, dass Musik und Klang die Gehirnwellen stark beeinflussen und verändern. Wir nehmen Klang nicht nur mit den Ohren auf, sondern erwiesenermaßen auch mit den Knochen. Auch Zellen erzeugen Töne. Wenn Klang in unserem Organismus eine so große Rolle spielt, warum sollte er nicht für Heilzwecke in Aufstellungen eingesetzt werden? Meine Erfahrung zeigt, dass rhythmische Trommelschläge in Aufstellungsprozessen auf den Klienten entspannend wirken und gleichzeitig seine Wachheit und Konzentration fördern. Die Trommel ist einfach handzuhaben und kommt in ganz spezifischen Phasen des Aufstellungsprozesses zum Einsatz. So zum Beispiel als Unterstützung des Klienten während der Annäherung an einen traumatisierten Anteil. Dann trommle ich an dem Punkt, wo eine Hinbewegung bereits begonnen hat und der Klient ins Stocken gerät und dabei ist abzudriften. Hier fördert das Trommeln die Präsenz des Klienten, sodass er sich getragen fühlt und den Integrationsprozess fortsetzen kann, ohne Retraumatisierung.

Die rhythmischen Trommelschläge sprechen unmittelbar das Stammhirn an, daher wirken sie vor allem auf der Körperebene regulierend. Die mit Trauma verbundenen Phänomene wie Übererregung, Anspannung, Verkrampfung und Immobilisierung können so leichter aufgefangen und transformiert werden.

Schaffung dualer Aufmerksamkeit zur Unterbrechung der Dissoziation

Der Klient hört den Rhythmus der Trommel, während er in Kontakt ist mit belastenden Gefühlen aus der Vergangenheit. Das Trommeln hält einen Teil seiner Aufmerksamkeit in der Gegenwart und verhindert, dass er emotional von Vergangenem überschwemmt wird und dissoziert bzw. spaltet.

In diesem Zusammenhang ist es hilfreich, Dissoziation als psychischen Schutzmechanismus zu verstehen. Bei extremer Angst oder überwältigender emotionaler Anspannung trennt Dissoziation das psychische Erleben von der körperlichen Wahrnehmung eine bestimmte Zeit lang ab.

Dissoziation können wir bei der betreffenden Person daran erkennen, dass sie

- innerlich aus dem Kontakt mit dem Gegenüber geht,
- plötzlich verstärkte innere Unruhe verspürt,
- den Blick starr nach unten richtet,
- ein „Nebelgefühl" bekommt,
- sich an bestimmte Ereignisse aus dem Alltag nicht mehr erinnern kann, auf die andere sie ansprechen.[41]

Dissoziation ist ein unbewusst ablaufender Prozess. Erkennt die Person den Auslöser bzw. Trigger, kann sie lernen, frühzeitig Gegenmaßnahmen zu ergreifen. Während des Aufstellungsprozesses kann der Aufstellungsleiter mit der Trommel und mit anderen Übungen helfen, die Dissoziation zu unterbrechen und die betroffene Person als auch die ganze Gruppe in die Gegenwart zurückzuholen.

41 Firus et al. (2012) S. 99 f.

1.3.7. Der Nutzen von Aufstellungen mit inneren Anteilen bei der Verarbeitung und Integration von Traumata im Überblick

Die Aufstellung innerer Anteile

- bringt Vergessenes, Verdrängtes und Abgespaltenes ins Bewusstsein und ermöglicht so die Auseinandersetzung mit früheren Erfahrungen,
- hilft uns, zu erkennen und anzuerkennen, wie schlimm die Situation wirklich war,
- zeigt uns die Bedürfnisse und Absichten innerer Anteile auf und wie sie zusammenwirken (Dynamik),
- unterstützt uns dabei, einen emotionalen Zugang zu den wirkenden inneren Anteilen herzustellen und Selbstmitgefühl zu entwickeln,
- hilft uns, zu unterscheiden, welche Gefühle zum Trauma in der Vergangenheit gehören und welche Gefühle zum Jetzt,
- hilft, Traumata mit neuen, positiven und selbstermächtigenden Erfahrungen zu überschreiben,
- löst Erkenntnis- und Heilungsprozesse aus und motiviert zu weiteren Entwicklungsschritten in Richtung Autonomie und Selbstführung.

2. Aufstellung innerer Anteile – Überlegungen für die Praxis

2.1. Eine Dosis Selbstmitgefühl - vor, während und nach der Aufstellung

Unser Leiden an Emotionen, Verhaltensmustern, Symptomen sind, wie bereits dargelegt, die Narben bzw. Spuren aus früheren schwierigen Beziehungen. Wer als Kind erlebt, dass seine Bedürfnisse nach Liebe, Nähe, Sicherheit, Respekt nicht erfüllt werden, wertet dies nicht und nimmt dies als „normal" hin. Es hält an der Bindungsbeziehung und Liebe zu den Eltern fest, unabhängig davon, wie es behandelt wird. Das Kind braucht die Fürsorge der Eltern (primären Bezugspersonen). Wird das Kind erwachsen, denkt der Erwachsene, dass er eine „normale" Kindheit hatte und kann nicht wahrnehmen, welchen Preis es ihn als Kind gekostet hat. Dieser zeigt sich nun in den Traumafolgen.

Die Person, die an Traumafolgen leidet, wünscht sich mittels einer Aufstellung innerer Anteile

a) Einsicht in das, was mit ihr los ist, und

b) Eine Veränderung, um das Eigene mehr zur Entfaltung zu bringen und mit anderen Menschen teilen und austauschen zu können.

Das Eigene stiftet Identität. Identität ist die Basis für Autonomie und Selbstführung. D.h. die Person möchte ihren eigenen Standpunkt finden, sich an ihren eigenen Werten orientieren, ihre eigenen Grenzen achten, ihre eigenen Stärken leben, dem Eigenen trauen und Sinn darin finden. Der Weg dorthin: *Selbstmitgefühl.*

Zum Selbstmitgefühl gehört, dass wir unser eigenes Leid erkennen, dass wir freundliche Gefühle für uns selbst mit diesem Leiden empfinden, sodass der Wunsch entsteht, Linderung für das Leiden zu suchen. Die Tatsache, dass eine Person aus eigenem Antrieb eine Aufstellung macht, setzt bereits ein gewisses Maß an Selbstmitgefühl voraus.

Selbstmitgefühl vor der Aufstellung

Der Aufstellungsleiter kann die „Dosis" des Selbstmitgefühls beim Klienten vor der Aufstellung im Vorgespräch noch gezielt erhöhen, indem er den Klienten einlädt, auftretende Gefühle, Stressreaktionen, extreme Glaubenssätze einfach da sein zu lassen, ohne sie zu bewerten. Er kann dem Klienten seine Beobachtungen (z.B. der Körperhaltung, Mimik, Gestik, Atmung des Klienten) als Beschreibung (nicht als Deutung!) zur Verfügung stellen und ihm auch mitteilen, welche Gefühle bestimmte Worte des Klienten in ihm selbst ausgelöst haben. Das alles hilft dem Klienten, sich selbst Beachtung zu schenken und freundlich auf sich zu schauen. Manchmal kommt es vor, dass innere Anteile des Klienten den Aufstellungsleiter beim Vorgespräch auf die Probe stellen und ablenken bzw. Verwirrung stiften wollen. Hier hilft es, wenn der Aufstellungsleiter die Beobachtung in Worte fasst und auch den ablenkenden oder Verwirrung stiftenden Anteil des Klienten willkommen heißt. Die offene Haltung des Aufstellungsleiters begünstigt eine zuversichtliche Erkundungshaltung beim Klienten.

Selbstmitgefühl während der Aufstellung

Die repräsentierende Wahrnehmung der Stellvertreter spiegelt dem Klienten sein inneres Erleben. Gespiegelt werden ist ein Grundbedürfnis von uns Menschen. Andere Menschen, die für uns Spiegel sind, helfen uns, uns selbst zu sehen und wahrzunehmen. Spiegeln ist z.B. wenn Eltern wiederholen, was das Kind sagt, als Zeichen dafür, dass sie es gehört haben. Spiegeln ist auch nonverbal über Bewegungen und Blicke („Ich sehe meine Freude im Strahlen deiner Augen"). Manche Menschen wurden zu wenig gespiegelt und sind deswegen unsicher, wer sie sind. Manche Menschen wurden nicht gespiegelt wie sie sind, sondern wie sie sein sollten oder angeblich sind. Deren Bild von sich selbst ist folglich überlagert von Bildern und Wertungen anderer Menschen. Die repräsentierende Wahrnehmung der Stellvertreter hilft dem Klienten zu sehen, wie schlimm es als Kind für ihn wirklich war. Das Aufstellungsbild und die Wahrnehmungen der Stellvertreter erlauben dem Klienten, sich ehrlich für sich selbst zu interessieren und sich von sich selbst, seiner Situation, seinem Schicksal berühren zu lassen. Selbstmitgefühl ist entscheidend, um aus der Identifikation mit fremden Bildern und Wertungen auszusteigen. Besonders schwierig scheint es zu sein, die Liebesillusion der Kindanteile aufzugeben, die an der Liebe der Eltern aufgrund der frühkindlichen Bindungsbeziehung festhält („Die Eltern sind gut, ich bin nicht richtig") und insgeheim immer noch auf die Liebe und Anerkennung der Eltern hoffen („Wenn ich mich nur genug anstrenge und die Erwartungen der Eltern erfülle, werden sie mich sehen"). Wenn klar ist, dass dies eine Illusion ist, hilft dem Klienten nur Selbstmitgefühl. Als erwachsene Person kann er und nur er selbst seine bedürftigen kindlichen Anteile nachnähren. Die Präsenz des Aufstellungsleiters, die der Aufstellung des Klienten Raum und Zeit gibt, reduziert Ängste und unterstützt den Klienten in seinem Prozess.

Selbstmitgefühl nach der Aufstellung

Die innere Arbeit ist mit einer Aufstellung meist noch nicht getan. Jetzt geht es darum, das was sich in der Aufstellung gezeigt hat, mit achtsamem Selbstmitgefühl zu vertiefen. D.h. auch im Alltag weiterhin freundlich und respektvoll mit den inneren Anteilen zu kommunizieren, wenn die Möglichkeit dazu gegeben ist. Wenn Zweifel auftauchen, ob das nicht verrückt sei, so mit sich selbst zu reden und die inneren Instanzen ohnehin nur reine Einbildung seien, der möge seine Zweifel willkommen heißen und fragen, was sie ihm mitteilen wollen oder wovor sie ihn möglicherweise warnen wollen. Wenn die Zweifel da sein dürfen und ihre Absicht anerkannt ist, treten sie von selbst wieder mehr in den Hintergrund.

2.2. Für wen ist diese Arbeit geeignet?

Die folgenden Überlegungen beziehen sich auf Menschen, die psychisch stabil und fähig sind, Selbstverantwortung zu übernehmen und ausreichend fürsorglich mit sich umzugehen. Sie eignen sich nicht oder nur bedingt für Menschen mit krankheitswertigen Diagnosen und auch nicht für Menschen, die an einem akuten Trauma leiden. Die Aufstellung innerer Anteile ist eine Externalisierungsmethode, die vorzugsweise in einen Beratungs- bzw. Therapieprozess eingebettet ist. Um alte Muster und falsche Identitäten zu verändern, braucht es Zeit, Eigeninitiative und Selbstreflexion sowie die Unterstützung eines erfahrenen Beraters bzw. Therapeuten.

Die Aufstellung innerer Anteile schafft einen geschützten Rahmen, in dem auch traumatisierte Anteile auftauchen können, ohne die Person zu retraumatisieren. Die Gefahr einer Retraumatisierung muss dem Aufstellungsleiter bewusst sein und ihn die entsprechenden Vorkehrungen[42] treffen lassen.

Es gibt verschiedene Zugänge und Möglichkeiten, mit dem inneren Team in Aufstellungen zu arbeiten. Die zentrale Frage ist immer:

2.3. Wer bzw. was wird aufgestellt?

Die Auswahl der Positionen orientiert sich primär am Anliegen des Klienten, am Stand seiner Selbsterfahrung, an seinen Vorerfahrungen mit Aufstellungen. Der Wissensstand und die Erfahrungen des Aufstellungsleiters im Hinblick auf bestimmte Techniken spielen ebenfalls eine Rolle bei der Wahl der Positionen. Einige bekannte Therapeuten und Aufstellungsleiter haben über die Jahre ihre eigene Methode entwickelt, um Verbindung zum inneren System herzustellen und diesem auf Basis ihrer je eigenen Konzepte positive Impulse zu geben. Erwähnen möchte ich Franz Ruppert und die Anliegenmethode bzw. Identitätsorientierte Psychotraumatherapie (IoPT), Wil-

42 Anleitungen für die Schaffung eines sicheren Rahmens und für behutsames Vorgehen werden in den praxisbezogenen Ausführungen gegeben.

fried de Nelles und den Lebensintegrationsprozess (LIP), Ernst Robert Langlotz und die Methode der systemischen Selbst-Integration sowie Daan van Kampenhout und seine Systemic Rituals^R, in denen er unter anderem auch mit inneren Anteilen (Seelenteilen) und deren Containern[43] arbeitet. Diese erfahrenen Therapeuten bieten Weiterbildungen zu der je eigenen Methode an, um ein verantwortungsvolles Arbeiten damit zu gewährleisten. Diesen Therapeuten gemeinsam ist, dass sie u.a. von Bert Hellinger gelernt haben und nach intensiver Auseinandersetzung, Differenzierung und Weiterentwicklung ihre eigene Methode kreiert haben. Ihre Erfahrungen und ihr Wissen leisten einen wertvollen Beitrag im Feld der Traumatherapie. Wenngleich sich ihre Methoden mehr oder weniger weit von „klassischen" Systemaufstellungen entfernt haben, so nutzen sie dennoch die repräsentierende Wahrnehmung der Stellvertreter oder Resonanzgeber. Mein Anliegen ist es, die Aufstellungsmethode entsprechend den Grundlagen der Systemaufstellung (Familienaufstellung u.a.) darzulegen und dadurch eine gewisse Kontinuität zwischen den Erkenntnissen, Haltungen und Paradigmen der Systemaufstellung und der Aufstellung innerer Anteile herzustellen.

Aufstellungen sind vielseitig verwendbar und an andere Methoden der Therapie und Beratung anschlussfähig. Im therapeutischen bzw. beratenden Setting geht es um die Schaffung eines Resonanzfeldes durch repräsentierende Wahrnehmung und um Interventionen im Dienste der Selbstwerdung.

Der Aufstellungsleiter muss wissen, mit welchem System er am besten arbeitet, um dem Anliegen des Klienten gerecht zu werden. Konzentriert er sich auf das Familiensystem, auf das berufliche System oder auf das innere System des Klienten? Hierüber sollte vor der Aufstellung Klarheit herrschen, um einen nachvollziehbaren Deutungshorizont zu gewährleisten. Selbstverständlich ist es auch möglich, z.B. Elemente des Familiensystems und Elemente des inneren Systems

---

43 Daan van Kampenhout sieht die Seele des Menschen vielschichtig. Sie hat einen individuellen Aspekt und sie ist eingebettet in die „Familienseele", die „Stammesseele" und die „universelle Seele". Kampenhout (2018) S. 23 - 26

des Klienten gleichzeitig in eine Aufstellung zu bringen (Mischformen). Dem Aufstellungsleiter sollte lediglich klar sein, mit welchen Systemebenen er arbeitet, um die Dynamiken, die sich zeigen, entsprechend einordnen zu können.

In diesem Buch geht es um den Raum des Ich, also um das innere System der Person und um die dort anzutreffenden Systemelemente (= innere Anteile). Die Frage ist also, welche Systemelemente befinden sich im inneren Raum bzw. durch welche Elemente oder Positionen wird ein Resonanzfeld erzeugt, das den inneren Raum, das innere Erleben, die innere Dynamik der Person abbildet. Im weitesten Sinne sind es Elemente, die sich auf bewusste und unbewusste Inhalte der individuellen Psyche beziehen. Das bedeutet in der Praxis, dass durch die Aufstellung folgender Positionen der innerpsychische Raum geöffnet wird:

- mit Namen versehene innere Anteile, die bei einem bestimmten Thema aktiv sind (z.B.: innere Einstellungen, Verhaltensweisen, Gefühle, innere Bilder, Gedanken, Körperempfindungen, Symptome);
- nicht näher benannte innere Anteile, die bei einem bestimmten Thema relevant sind;
- archetypische Anteile wie „das innere Kind“ oder „die innere Heilerin“ oder abstrakte Begriffe wie „die Liebe“ oder „die Kreativität“ ebenso wie Elemente aus Träumen;
- persönliche Ressourcen und Blockaden;
- Wörter eines Glaubenssatzes oder Anliegensatzes (in dem das Wort „Ich“ vorkommt);
- verschiedene Altersstufen (Ego-States), die im Zusammenhang mit einem Anliegen bedeutsam sind;
- der Klient und sein eigener Raum bzw. die Grenze seines Innenraums (gekennzeichnet mit einem Seil oder Schal) und dessen Introjekte.

Unabhängig davon, welche der genannten Varianten gewählt wird, immer ist die Person selbst bzw. deren Stellvertreter Teil der Aufstellung. Sie ist der Dreh- und Angelpunkt und erhält hier zumeist die Bezeichnung „Fokus". Fokus meint die Person mit einem bestimmten Anliegen, auf das sich die Aufstellung ausrichtet.

2.4. Haltung des Aufstellungsleiters

> *„Wir können anderen Menschen einzig dadurch dienen, dass wir ihr Vertrauen in ihr eigenes wahres Wesen stärken."*
>
> *Zen-Weisheit*

Für den Aufstellungsleiter gilt es insbesonders, die Fähigkeit zur reinen Beobachtung zu entwickeln, durch Selbsterfahrung, -reflexion und Meditation. Je versöhnter der Aufstellungsleiter mit seinen eigenen inneren Anteilen verbunden und je geübter er in der Selbstbeobachtung ist, umso selbstverständlicher ist es ihm möglich, eine liebevolle Haltung gegenüber den Klienten einzunehmen. Das heißt, eine Haltung, die die Klienten in ihrem So-sein bejaht, deren Bedürfnisse achtet und das Beste für sie will. Fühlen sich die Klienten auf diese Weise gesehen und erkannt, dann wissen sie auf einer tiefen Ebene „Ich bin richtig so wie ich bin."

Neben theoretischem und praktischem Wissen ist eine ausgeprägte feinsensorische Wahrnehmungsfähigkeit und Intuition für das Leiten von Aufstellungen dienlich.

Die Klienten sollten auf jeden Fall einbezogen werden in die Arbeitshypothesen des Aufstellungsleiters und auch die Möglichkeit einer Nachbesprechung der Aufstellung haben.

Ganz wesentlich ist es, einschätzen zu können, wie bereit und vor allem wie fähig ein Klient, eine Klientin ist, sich mit traumatischen Erfahrungen auseinanderzusetzen. Wieviel Exposition kann die Person im Moment verkraften? Auch sollte der Aufstellungsleiter achtsam registrieren, wenn der Klient, die Klientin wegdriftet (= Dissoziation) bzw. regrediert (= in einen früheren, kindlichen Bewusstseinszustand hinein geht) und Methoden kennen, um ihn wieder im Hier und Jetzt zu orientieren.

2.5. Aufstellung innerer Anteile in der Gruppe und im Einzelsetting

2.5.1. Aufstellungen mit Stellvertretern in der Gruppe

Schaffung eines heilenden Raums

Auf angenehme Raumatmosphäre achten:

- bei Kreisbestuhlung die Mitte des Kreises gestalten (Kerze, Blumen,...). Die Mitte symbolisiert den Bezugspunkt für alles, die Quelle der Schöpfung, die universelle Energie, die Leere, die Stille. Während der Aufstellungen findet die Dekoration an einem anderen Ort Patz, wo sie dennoch sichtbar ist.
- Achten auf angenehme Raumtemperatur, frische Luft, Ungestörtheit, Licht, u.ä.
- Der Aufstellungsleiter sollte sich erinnern, dass der Mensch eingebunden ist in ein Größeres Ganzes; er kann dies beispielsweise durch (leises) Sprechen eines Segenswunsches oder kurzen Gebets tun.

Einführende Worte des Aufstellungsleiters zu:

- Rahmenbedingungen
- Organisatorischem
- der Aufstellungsmethode und
- dem theoretischen Hintergrund der Methode (Psychoedukation).

Vorstellungsrunde

- Anrede mit Du (oder Sie) wird vereinbart,
- alle Teilnehmer inklusive Aufstellungsleiter stellen sich mit Namen vor,
- Erwartungen und Wünsche können eingebracht werden,
- die Rahmenbedingungen werden festgelegt.

Arbeit mit dem Klienten: Klärung des Anliegens bzw. des Ziels

Vor jeder Aufstellung führt der Aufstellungsleiter ein Vorgespräch mit dem Klienten durch. Dieses dient dazu, das Anliegen des Klienten auf den Punkt zu bringen, ihn in die Sammlung zu führen und auf das auszurichten, was im Moment für ihn wesentlich ist. Im Vorgespräch kann der Aufstellungsleiter dem Klienten vermitteln, dass er ihn wahrnimmt und mit dem, was er mitbringt, würdigt. Im Vorgespräch geht es darum, herauszufinden was der Klient erreichen möchte. Was ist sein Anliegen? Ist es wirklich ein Herzenswunsch? Jeder Mensch benötigt zum Leben eine sinnstiftende Vision für die Zukunft. Ist das Anliegen bzw. Ziel gefunden, kann der Klient gegebenenfalls auch nach Parametern befragt werden, anhand derer er erkennen kann, dass er Schritte in die richtige Richtung macht bzw. das Ziel erreicht hat.

Mögliche Fragen:

- Gibt es etwas in deinem Leben, das du verändern möchtest?
- Was möchtest du erreichen?
- Gibt es etwas, das du vermeiden möchtest?
- Woran kannst du erkennen, dass du Schritte in die gewünschte Richtung machst?

Die Übung „Was willst du wirklich, wirklich?“ im dritten Teil dieses Buches kann dabei helfen, persönliche Ziele und Bedürfnisse zu erkennen, um ein Anliegen zu formulieren.

Die Sammlung und Konzentration des Klienten auf das, was ihm wirklich wichtig ist, bündelt die Aufmerksamkeit der Gruppe und verleiht der Aufstellung Kraft. Ist ein Anliegen bzw. Ziel gefunden, schreibt der Aufstellungsleiter oder der Klient es auf ein Flipchart. Das kann ein Stichwort, ein Satz oder eine Frage sein.

Beispiele für Anliegen:

- Selbstwert: Ich habe wenig Selbstwertgefühl.
- Ängste: Ich möchte vor Prüfungen gelassener sein.
- Entscheidungen: Ich habe Schwierigkeiten, mich zu entscheiden.
- Wunschgewicht: Ich möchte gerne abnehmen/zunehmen.
- Partnerschaft: Ich will mehr für meine Interessen einstehen.
- Freunde: Ich möchte echte Freunde/einen Partner finden.
- Beruf: Ich will das, was ich tue als sinnvoll erleben.
- Körpersymptome: Ich möchte frei sein von diesen Symptomen.
- Lebensstil: Warum überarbeite ich mich so?
- u.ä.

Ermittlung der inneren Anteile: Wer gehört zum inneren Team?

Diese Frage beschäftigt sich mit der Auffindung jener inneren Anteile, die in Bezug auf das genannte Anliegen/Ziel von Bedeutung sind. Wichtig ist dabei, auch an Ressourcen zu denken. Ressourcen stärken und stabilisieren das Ich. In Aufstellungen können sich Ressourcen manchmal auch als blockiert und als nicht hilfreich zeigen, daher ist Aufstellungserfahrung und ein sorgsamer Umgang damit eine wichtige Voraussetzung. Es empfiehlt sich jedoch, im Vorgespräch nach Ressourcen zu fragen.

Da es verschiedene Zugehensweisen zum inneren System der Klienten gibt, variiert dementsprechend auch die Art der Ermittlung der für das Anliegen bedeutsamen Aufstellungspositionen. Folgende Erhebungsmöglichkeiten sind erprobt und führen zu den für das Anliegen relevanten inneren Anteilen:

Die Frage nach dem, was auftaucht (Variante 1)

Die phänomenologische Zugehensweise nimmt das, was im Zusammenhang mit einem Thema oder Anliegen auf der inneren Bühne erscheint, als inneren Anteil, unabhängig davon, ob es sich um eine Körperempfindung, eine Verhaltensweise, einen Gedanken, ein inneres Bild, ein Gefühl oder um ein Symptom handelt.

Folgende Fragen sind bei der Ermittlung relevanter Anteile hilfreich:

- Welche Gefühle tauchen beim Klienten auf, wenn er an das Thema denkt?
- Welche Gedanken gehen dem Klienten im Hinblick auf sein Thema durch den Kopf?
- Welche inneren Stimmen melden sich?
- Löst das Thema irgendwelche körperlichen Empfindungen oder Reaktionen aus?
- Tauchen Worte oder Bilder auf?

Die Frage nach verschiedenen Altersstufen oder Ego-States (Variante 2)

Im Hinblick auf ein bestimmtes Anliegen gibt es oft Erinnerungen an Ereignisse, die in einem bestimmten Alter geschehen sind und die für die Weiterentwicklung des Klienten bedeutsam sind. So werden diese Altersstufen in der Aufstellung zu Positionen des inneren Systems des Klienten, zum Beispiel der „Dreijährige", der „Zwölfjährige" oder allgemeiner der „Jugendliche", der „Erwachsene".

Die Frage nach einem Anliegensatz oder Glaubenssatz (Variante 3)

Zugang zum inneren System erlangt man durch die Aufstellung von Wörtern (und Satzzeichen) eines blockierenden Glaubenssatzes oder eines Anliegensatzes. Die Wörter externalisieren die mit dem Satz in Resonanz stehenden inneren Anteile. Jedes Wort oder Satzzeichen repräsentiert einen inneren Anteil. Es ist auch möglich, nur die für die Klienten wichtigsten Wörter des Satzes in die Aufstellung zu nehmen oder das Anliegen als Ganzes von nur einem Stellvertreter repräsentieren zu lassen.

Die Wahl eines bestimmten Aufstellungsformats (Variante 4)

Aufstellungsformate geben Positionen vor, die sich für die Bearbeitung bestimmter Themenkomplexe bewährt haben. Aufgabe des Aufstellungsleiters ist, zu prüfen, ob das Anliegen der Klienten durch das entsprechende Aufstellungsformat gut abgebildet werden kann. Der Vorteil ist, dass die Positionen vorgegeben sind. Im Folgenden erwähne ich einige Formate, die ich vor allem in den letzten Jahren kennenlernen durfte. Um mit diesen Formaten zu arbeiten, ist eine Auseinandersetzung mit der zugrunde liegenden Theorie sowie praktische Erfahrung mit dem entsprechenden Format nötig. Die folgenden Ausführungen sind als Übersicht gedacht und kein Ersatz für eine angemessene Schulung.

Den inneren Kritiker entmachten (Dagmar Ingwersen)[44]

Positionen:

Fokus (Ich-Anteil auf dem Weg zum Ziel)

Innerer Kritiker

Ressource

Trauma (belastendes Erlebnis)

44 Ingwersen (2015 DVD)

Ziel (Das, was erreicht werden soll; z.B. Lebensfreude)

Oder:

Fokus

Erwachsener Anteil

Kindanteil

Eltern

Problem

In diesen Formaten bleibt der Klient zumeist in der Beobachterrolle im Außenkreis und wird nur, wenn es für den Prozess des Klienten angebracht erscheint, in die Aufstellung herein genommen.

Das Anliegen aufstellen (Franz Ruppert)[45]

Positionen:

Der Klient und das Anliegen oder Wörter und Satzzeichen des Anliegensatzes

Die Wörter, für die die Stellvertreter (= Resonanzgeber) stehen, werden auf Post-it-Zettel geschrieben und an den Stellvertretern angebracht. Wenn der Klient bereit ist, bittet er die gewählten Personen, mit seinem Anliegen in Resonanz zu gehen. Die Resonanzgeber bewegen sich an einen für sie stimmigen Platz. Sie werden also nicht vom Klienten aufgestellt. Der Klient geht zu den einzelnen Resonanzgebern hin und fragt sie nach ihrem Befinden.

45 Ruppert, Franz: Kongress „Mein Körper, mein Trauma, mein Ich" vom 12.-14.10.2018 in München

Vom Trauma trennen und mit dem Selbst wiedervereinen (Ernst Robert Langlotz)[46]

Positionen:

Klient

Erwachsenes Selbst

Kindliches Selbst

Alternativ dazu:	Mutter, Vater
	Das Trauma
	Die Grenze
	Die Vergangenheit (Gegenwart, Zukunft)

Die Vorgehensweise in diesem Setting ist sehr ritualisiert. Es geht vor allem um die Verteidigung des eigenen Raums, die Verbindung mit dem eigenen Kindheits- und Erwachsenen-Selbst, um die Abgrenzung vom vergangenen Trauma, um die Wahrnehmung der Grenze des anderen (Mutter, Vater oder frühere Bezugspersonen). Der Autor stellt auf Youtube anschauliche Videos zum Download bereit, die ihn bei der Arbeit mit Klienten zeigen. Bereits das Ansehen dieser Aufstellungsvideos hat oft schon eine entspannende Wirkung.

46 Langlotz (2015)

Zielaufstellung (nach Hans Dieter Dicke)[47]

Positionen (als feste Orte im Kreis):

Klient

Ziel

Hindernis 1

Hindernis 2

Unterstützung 1

Unterstützung 2

Der Klient ist dem Ziel gegenüber positioniert, neben dem Klienten erhalten Hindernis 1 und Hindernis 2 ihren Platz und gegenüber den Hindernissen Unterstützung 1 und Unterstützung 2.

Lebensintegrationsprozess (Wilfried Nelles)[48]

Sieben *Positionen* (als feste Orte im offenen Kreis) repräsentieren Lebensabschnitte bzw. Entwicklungsstadien des Klienten, der Klientin:

1 Ungeborenes Kind

2 Kind

3 Jugendlicher

4 Der/die erwachsene Klient/Klientin selbst

5 Reifer Erwachsener

6 Alter Mensch

7 Tod/Erleuchtung

---

47 Hartung; Spitta (2020) S. 274 f.

48 Nelles, Wilfried: Seminar „Der Lebensintegrationsprozess" vom 03. bis 06.06.2016 in Penzberg

Die Stellvertreter auf den Positionen 1 bis 4 werden nach ihrer repräsentierenden Wahrnehmung gefragt. Je nach dem können auch noch weitere Stellvertreter dazu genommen werden (z.B. die Mutter oder der Vater). Im Laufe der Aufstellung stellt sich der Klient an die seinem tatsächlichen Alter entsprechende Position, wo er alle Lebensalter, vor allem die früheren in den Blick nehmen kann.

Aufstellungsritual – Versöhnung mit einem ungeliebten Anteil

Dieses kleine Aufstellungsritual mit Tiefenwirkung habe ich nach dem Motto „Nur was du liebst, gibt dich frei" konzipiert. Die Grundlage bilden die klassischen vier Sätze aus Ho`oponopono – „Es tut mir leid", „Bitte verzeih mir", „Ich liebe dich", „Danke", die einem unangenehmen, störenden oder abgelehnten Anteil gegenüber ausgesprochen werden.

Positionen:

Klient (in persona)

Das, was den Klienten bei sich stört/was er ablehnt

Anleitung:

- Der Klient wählt eine Eigenschaft, die ihn bei sich stört oder die er ablehnt; etwas, das er bei sich problematisch findet und gerne ändern würde.
- Der Aufstellungsleiter und der Klient suchen gemeinsam eine passende Bezeichnung für diese Eigenschaft.
- Der Klient wählt einen Stellvertreter für das, was er bei sich problematisch findet und stellt diesen im Raum auf.
- Nun bittet der Aufstellungsleiter den Klienten, dass er sich selbst in einem guten Abstand gegenüber dem Stellvertreter positioniert und diesen anschaut. Dann fragt er, wie der Klient sich dabei fühlt.

- Anschließend lädt er den Klienten ein, die folgenden Sätze dem Stellvertreter gegenüber auszusprechen. Nach jedem Satz ein wenig innehalten, damit der Klient nachspüren kann.

  Es tut mir leid

  Bitte verzeih mir

  Ich liebe dich

  Danke

- Wenn alle Sätze gesagt wurden, wird der Klient gefragt, wie es ihm beim Aussprechen der Sätze gegangen ist. Dann wird der Klient angeregt, die Sätze noch einmal zu sagen. Am Ende des zweiten Durchgangs wird der Klient wieder gefragt, was er dabei wahrgenommen hat und dann wird der Klient gebeten, die Sätze noch ein drittes Mal auszusprechen und abschließend nachzuspüren, was sich seit dem ersten Aussprechen verändert hat.
- Jetzt wird der Stellvertreter aus der Rolle entlassen und auch der Klient wird angeleitet, wieder ganz ins Hier und Jetzt zurückzukehren. Der Stellvertreter wird während des Prozesses nicht nach seiner Wahrnehmung in der Rolle gefragt. Erst ganz zum Schluss wird er gebeten, Rückmeldung zu geben, wie er das Aussprechen der Sätze in der Rolle wahrgenommen hat.

Dieses Aufstellungsritual hilft einerseits, Schwieriges in einem geschützten Rahmen anzuschauen, wirklich hin zu schauen und andererseits, Selbstmitgefühl zu üben, da wo es besonders schwerfällt. Üben im Sinne von ausüben und einüben.

Körper-Psyche-Geist-Seele Aufstellung (Dagmar Lockert)[49]

Positionen:

Ich

Körper

Psyche

Geist

Seele

Ziel der Aufstellung ist, die vier Dimensionen des Seins in Kontakt miteinander zu bringen.

Benennung der Anteile

Je nachdem welche der oben genannten Möglichkeiten gewählt wird, um die inneren Anteile zu ermitteln, die für die Aufstellung relevant sind, erhalten die Anteile eine Bezeichnung bzw. einen Namen.

Bei der phänomenologischen Zugehensweise (Variante 1) finden Klient und Aufstellungsleiter gemeinsam die Essenz eines aufgetauchten Gefühls oder Gedankens heraus und anschließend gibt der Klient dem Anteil einen Namen (z.B. „Der Traurige", „Der Abenteuerlustige", „Der Kloß im Hals").

Bei der Arbeit mit Ego-States (Variante 2) lauten die Bezeichnungen beispielsweise der Dreijährige, der Zwölfjährige, der Jugendliche oder der Erwachsene.

Bei der Aufstellung des Anliegens (Variante 3) steht der Stellvertreter für ein Wort des vom Klienten formulierten Glaubens- oder Anliegensatzes oder für das Anliegen als solches.

Bei der Wahl eines bestimmten Aufstellungsformats (Variante 4) sind die Positionen vorgegeben und verfügen somit über eine Bezeichnung, die im Laufe des Aufstellungsprozesses entsprechend der Wahrnehmung der Stellvertreter bzw. des Klienten noch spezifiziert werden kann.

49 Lockert in Lockert, Hrsg. (2018) S. 278-280

Es ist hilfreich, die Bezeichnungen der Anteile/Positionen auf ein Flipchart und eventuell auch auf Post-it-Zettel zu notieren. Die Bezeichnungen müssen sich für den Klienten stimmig anfühlen. Sie unterstützen den Klienten dabei, eine Beziehung zu dem Anteil herzustellen, die auch nach der Aufstellung weiter gepflegt und verbessert werden kann. Es entsteht so ein Narrativ für unbewusste, unausgesprochene, vielleicht auch unaussprechliche Erfahrungen. Die Post-it-Zettel können an den jeweiligen Stellvertreter angeheftet werden, sodass der Klient und der Aufstellungsleiter während der Aufstellung leicht den Überblick behalten können. Wenn Anteile sich transformieren, ist es manchmal sinnvoll, ihnen eine neue Bezeichnung zu geben.

Es sollten nicht mehr als fünf bis maximal sieben Anteile zur Aufstellung kommen. Das ist für alle Beteiligten noch überschaubar. Gegebenenfalls können Anteile auch unter einer Bezeichnung zusammengefasst werden. Konzentration auf das Wesentliche ist die Devise. Das heißt: so wenige Positionen wie möglich, so viele wie nötig. Wenn sich während des Aufstellungsprozesses herausstellt, dass etwas fehlt, dann nimmt man dafür noch eine Position dazu.

Ressourcen

Der Aufstellungsleiter sollte im Vorgespräch auch den Ressourcen des Klienten Aufmerksamkeit schenken und sein Vertrauen in den Prozess stärken. Was hat ihm als Kind geholfen? Was hilft ihm jetzt, wenn es schwierig ist? Was hat er für spezielle persönliche Stärken, Talente und Begabungen? Ressourcen können Ressourcenpersonen, spirituelle Wesen (Schutzengel, biblische Persönlichkeiten, schamanische Krafttiere u.ä.), eine schöne, erfüllende Erfahrung zum Beispiel im Urlaub oder eine glücklichmachende Aktivität wie Tanzen oder das Ausüben der Lieblingssportart sein; es kann ein besonderer Naturraum wie beispielsweise ein Berg, Wald, Meer oder eine bestimmte geographische Landschaft sein; es können auch Haustiere wie Hunde oder Pferde sein, Pflanzen wie zum Beispiel ein bestimmter Baum, abstrakte Begriffe wie die gute Absicht hinter allem, die

Kraft, die geholfen hat, der Glaube, der Humor oder Archetypen (Innere Heilerin, innerer Krieger, Mutter Erde ...).

Meine Erfahrung hat gezeigt, dass Ressourcen in der Aufstellung durch die Wucht des Traumas vereinnahmt werden können und sich mitunter als Blockade oder als Position ohne Emotionen und Kontakt zu den anderen zeigen. So stehen sie dem inneren System des Klienten nicht als Kraftquelle zur Verfügung, sondern bewirken eher das Gegenteil. Es ist daher sinnvoll, zunächst zu prüfen, ob die Ressource verlässlich ist (z.B. mit der kataleptischen Hand) und sie erst dann in die Aufstellung mit hinein zu nehmen.

Aufstellung des inneren Teams/der inneren Anteile

Zunächst kommuniziert der Aufstellungsleiter, welche Vorgehensweise er für das Anliegen vorschlägt und wie der Ablauf ist.

Dann bittet er den Klienten, aus dem Kreis der anwesenden Teilnehmer Stellvertreter für seine inneren Anteile zu wählen. Der Klient ist das Oberhaupt der inneren Anteile, sozusagen der Teamchef. Manchmal ist es angezeigt, den Fokus (= Klient mit diesem Anliegen bzw. dieser Fragestellung) auch durch einen Stellvertreter repräsentieren zu lassen. Dieser Stellvertreter spiegelt als Resonanzgeber meist sehr gut, welche Gefühle das Oberhaupt gegenüber den Anteilen hat und inwieweit sich das innere System des Klienten befreit, löst und eint.

Dann stellt der Klient die Stellvertreter der Reihe nach auf, indem er sie dem inneren Gefühl entsprechend an einen bestimmten Platz im Raum führt. Es ist auch möglich, die Stellvertreter zu bitten, mit dem Anliegen des Klienten in Resonanz zu gehen und sich dann selbst einen Platz im Raum zu suchen. Die Stellvertreter bleiben dann an den Plätzen stehen, welche der Klient ihnen zugewiesen hat bzw. die sie selbst als stimmig gewählt haben.

Je nach dem, ob der Klient als Beobachter im Außenkreis bleibt oder als Oberhaupt in die Aufstellung hineingeht, befragt nun der Aufstellungsleiter die Stellvertreter oder geht gemeinsam mit dem Klienten zu den einzelnen Stellvertretern hin und der Klient fragt sie nach ihrer Wahrnehmung an dem Platz. Ziel ist, dem Klienten die Möglichkeit zu geben, die Gefühle und Absichten der inneren Anteile wahrzunehmen und zu würdigen. Aus der Anerkennung und Würdigung erwächst eine gegenseitige Vertrauensbeziehung, die auf das innere System des Klienten entspannend wirkt.

Mögliche Fragen des Klienten an die Stellvertreter seiner inneren Anteile:

- Wie geht es dir hier? Was fühlst du?
- Wie alt bist du?
- Was siehst du als deine Aufgabe?
- Nimmst du die anderen Anteile wahr?
- Weißt du wer ich bin?
- Was wünschst du dir von mir?

Mögliche Fragen und Interventionen seitens des Aufstellungsleiters, wenn der Klient mit seinen Anteilen direkt in Kontakt tritt:

Frage an den Klienten:

- Wie fühlst du dich gegenüber diesem Anteil von dir?

Wertet der Klient einen kindlichen Selbstanteil stark ab, dann blickt er durch die Brille seiner Eltern auf sich. Der Aufstellungsleiter bittet ihn dann, die Brille der Eltern abzusetzen und durch die eigenen Augen auf den kindlichen Anteil zu schauen. Er lädt den Klienten ein, mit der Hand ohne direkte Berührung über die Augen zu streifen. Manchmal braucht es diese Geste zwei- bis dreimal, bevor sie richtig wirksam wird und der Blick des Klienten auf seinen kindlichen Selbstanteil klarer und liebevoller ist.

Je nach Verhalten eines Anteils, kann der Aufstellungsleiter den Klienten beispielsweise auffordern:

- Schau einmal, ob der Anteil bereit ist, …

ein wenig in den Hintergrund zu treten oder

dich zu einem anderen Anteil zu begleiten.

Wenn vom Stellvertreter des Anteils alle Informationen eingeholt sind, kann der Aufstellungsleiter den Klienten fragen:

- Wie ist es jetzt? Wohin möchtest du jetzt gehen?

Wenn ein Anteil fehlt

Während des Aufstellungsprozesses wird manchmal deutlich, dass jemand fehlt. Dann fragt der Aufstellungsleiter den Klienten, ob er weiß, wer das sein könnte. Vielleicht weiß es auch ein Anteil oder der Aufstellungsleiter hat selbst eine Ahnung, wer es sein könnte. Fehlende Anteile stellen sich, wenn sie dann dazugenommen werden, oft als Anteile heraus, die den Selbstintegrationsprozess sabotieren oder auch als Anteile, die Angst haben, gesehen zu werden.

Wenn der Fokus zu einem kindlichen Anteil wird

Oft wird in der Aufstellung deutlich, dass der Fokus bzw. Stellvertreter des Klienten einen kindlichen Anteil repräsentiert. Hier kann man den Stellvertreter fragen, wie alt er ist und dann den Klienten selbst, was in dem Alter vorgefallen ist. So kommen vergessene Erinnerungen ans Licht. Meist ist es sinnvoll, dann für den erwachsenen Klienten einen eigenen Stellvertreter noch dazu zu nehmen.

Fremde Anteile

Fremde Anteile sind Anteile, die zu einer anderen Person (z.B. Mutter oder Vater) gehören. Man spricht in diesem Zusammenhang von Introjekt. In diesem Fall ist es sinnvoll, die andere Person (= Fremdanteil) aufzustellen und eventuell auch die internalisierte (verinnerlichte) kritische Stimme der anderen Person (= Selbstanteil). So wird dem Klienten der Ursprung dieser inneren Stimme deutlich und er kann sie relativieren. Dadurch wird es in einem weiteren Schritt auch möglich, die positive Absicht der kritischen Stimme zu erkennen und auf konstruktivere Ziele auszurichten.

Arbeitet man mit dem inneren Raum und seiner Grenze, ist es manchmal erforderlich, den fremden Anteil aus dem Raum der Klienten hinaus zu bringen wie zum Beispiel bei der Klientin Rosa, 43 Jahre alt, deren (bereits verstorbene) Mutter wie erstarrt im Raum der Tochter Rosa stand und Rosa es nicht möglich war, die Mutter durch Worte zu erreichen und aus dem eigenen Raum hinaus zu führen. Die Mutter hing in ihrer traumabedingten Dissoziation fest. So habe ich die unbewegliche Stellvertreterin der Mutter mit einer kurzen Sequenz von EMDR (= Eye Movement Desensitization and Reprozessing) behandelt, wodurch die Mutter offensichtlich in einen kraftvolleren Zustand kam und sich aus dem Raum der Tochter zurückzog. Die Erleichterung der Klientin Rosa war groß und hält immer noch an. Das Nach-Verabreichen von Therapie für die Mutter (hier EMDR) brachte Bewegung in die Aufstellung und vermittelte der Klientin ein neues inneres Bild und ein befreites Gefühl.

Eine andere Vorgehensweise wäre gewesen, das Bild so stehen zu lassen und als Tatsache anzuerkennen. Im Fall dieser Klientin hat sich die lösungsorientierte Intervention als befreiend und nachhaltig wirksam herausgestellt. Es ist der Intuition des Aufstellungsleiters überlassen, ob etwas stehengelassen oder ob lösungsorientiert vorgegangen wird. Das Erleben bzw. Erspüren von Unterschieden und die positive Veränderung blockierender innerer Bilder hilft, traumatische Erfahrungen zu überschreiben.

Abschluss der Aufstellung

Der Aufstellungsleiter beendet den Aufstellungsprozess,

- wenn etwas Wesentliches im Hinblick auf das Anliegen geklärt ist;
- wenn der Prozess so ins Stocken gerät, dass eine Fortsetzung zum gegenwärtigen Zeitpunkt keinen Sinn macht. In diesem Fall ist es wichtig, das was sich gezeigt hat, zusammenzufassen und den Klienten Zeit zu geben, die Dinge sacken zu lassen.
- wenn spürbar ist, dass die Klienten innerlich nichts mehr auf-

nehmen können;

- wenn die Energie in der Gruppe so gesunken ist, dass sie den Prozess nicht mehr mittragen kann.

Der Aufstellungsleiter bittet die Stellvertreter, aus den Rollen herauszugehen und dann soll der Klient jeden einzelnen aus der Rolle entlassen, zum Beispiel mit den Worten:

„Ich entlasse dich aus der Rolle. Danke …(Vorname). Du bist jetzt wieder du."

Wenn alle Teilnehmer wieder im Kreis Platz genommen haben, fragt der Aufstellungsleiter, ob es aus den Rollen noch etwas mitzuteilen gibt, das für die Klienten noch wichtig sein könnte. Vielleicht haben auch Personen, die im Außenkreis saßen und nicht als Stellvertreter involviert waren, wichtige Beobachtungen gemacht. Der Aufstellungsleiter achtet darauf, dass die Rückmeldungen den Klienten dienen. Der Prozess sollte nicht zerredet werden. Danach schließt der Aufstellungsleiter den Prozess ab.

Die Dynamik der inneren Anteile verstehen

Unabhängig davon, mit welchen Positionen bzw. mit welchem Format gearbeitet wird, ist es wichtig, die Dynamik der aufgestellten Anteile zu erkennen und zu verstehen. Basis für das Verständnis sind die Aussagen und Impulse der Stellvertreter, das persönliche Erleben der Klienten und die theoretischen Konzepte dahinter. Ich orientiere mich vor allem am Spaltungsmodell von Franz Ruppert, dem IFS-Konzept von Richard Schwartz, an der Ego-States Therapie von Robin Shapiro, am Symbiose-Modell von Ernst Robert Langlotz, an der Teile-Arbeit von Dagmar Kumbier und Jochen Peichl sowie den Erkenntnissen von Luise Reddemann und Stephen Levine.

2.5.2. Beispiele: Aufstellung in der Gruppe

Verändere dich selbst und du änderst die Welt

Ghandi

Alexandra (45 Jahre alt):
Wie erreiche ich mein Wunschgewicht? (von 73 kg auf 58 kg)

Alexandra arbeitet als Projektmanagerin und im Nebenerwerb als psychologische Beraterin in eigener Praxis.

Positionen:

Antreiberin („Du schaffst es!“)

Querulant

Das Schwere

Schutzanteil (spirituelle Ressource)

Später dazu: Lebensretterin (Lachen)

Die Befragung der Stellvertreter ergibt:

Antreiberin: „Ich stehe gut da, sehe den Schutzanteil und den Querulanten; das Schwere nehme ich nicht wahr.“

Schutzanteil: „Ich bin stabil, schaue auf das Schwere und muss aufpassen, dass nichts passiert.“

Querulant: „Ich mache, was ich will; die anderen interessieren mich nicht.“

Der Aufstellungsprozess:

Als die Stellvertreterin der Antreiberin und Alexandra bei der Kontaktaufnahme in heftiges Lachen ausbrechen, nehme ich noch eine Stellvertreterin für das Lachen dazu. Alexandra sagt sofort, das ist die „Lebensretterin“.

Das Schwere: „Ich fühle mich wie ein schwerer Sack, der oben zugebunden ist; in mir ist alles Schwere hineingepackt und gut zugeschnürt."

Lebensretterin: „Ich finde alles lustig (lacht); ich muss einfach lachen."

Alexandra kann zu allen Anteilen mühelos Kontakt aufnehmen. Als sie bei „das Schwere" ist, das sich wie ein Sack fühlt, in den alles weggepackt wurde, fordert Alexandra das Schwere auf, zu zeigen, was in dem Sack drin ist. Querulant und Schutzanteil melden sich sogleich. Querulant lenkt von dem Geschehen ab mit Fragen, Überlegungen, Ideen. Der Schutzanteil mahnt zur Vorsicht, zu Langsamkeit und Sanftheit im Umgang mit „dem Schweren". Immer wenn durch Worte oder auftauchende Gefühle an „dem Schweren" gerührt wird, unterbricht heftiges Lachen der „Antreiberin", der „Lebensretterin" und von Alexandra selbst den Prozess. „Das Schwere" offenbart sich nicht.

Ich schließe die Aufstellung ab, indem ich Alexandra einlade, ihre Überlebensanteile (Querulant und Lebensretterin) zu würdigen und dem Schutzanteil, der sich als stabiler, gesunder Anteil entpuppt, zu danken.

Beim nächsten Seminartag drei Wochen später gibt Alexandra folgendes Feedback: „Ich war mit meiner Aufstellung nicht ganz zufrieden und habe danach zunächst hin und her überlegt, was ich tun könnte, um zu einer Lösung der Blockade zu kommen. Doch dann hat sich der innere Dialog auf einmal beruhigt und ich konnte die Situation so annehmen, wie sie ist. Interessanterweise meldeten sich in den folgenden zwei Wochen fünf neue Klienten für eine Beratung bei mir. Bis dahin stagnierte dieser Nebenerwerb schon längere Zeit auf niedrigem Niveau."

Reflexion:

Zu viel Schweres überfordert den Organismus. Eine Konfrontation würde vermutlich zu einer erneuten Spaltung führen. Ressourcenanteile und Überlebensanteile erweisen sich als effektiver Schutz vor Retraumatisierung. Das leicht erhöhte Körpergewicht scheint Alexandra die Substanz zu geben, um das Schwere zu halten (auszuhalten).

Das Schwere bleibt undefiniert, doch wird klar, dass es nicht nur um biographische Erfahrungen von Alexandra geht, sondern auch um von den Eltern und Früheren übernommene Lasten. Hier könnte Ahnenarbeit hilfreich sein.

Interessant ist, dass der innere Dialog sich in Folge der Aufstellung beruhigt hat und es Alexandra möglich war, die Situation anzunehmen wie sie ist, das heißt, sich dem, was sich in der Aufstellung zeigte bzw. nicht zeigte, keinen Widerstand mehr entgegen zu setzen. Dadurch weitete sich ihr innerer Raum, was offensichtlich die äußeren Umstände gleich zum Besseren veränderte.

Josef (48 Jahre alt): „Ich mache mich zum Deppen“

Josef befindet sich gerade im Scheidungsverfahren von seiner zweiten Frau. Sie wollte die Scheidung, er nicht. Sie hat ihn betrogen und angelogen, wodurch sein stark idealisiertes Bild von ihr irgendwie zerbrochen ist, doch emotional lebt es weiter. In ihm gibt es eine Stelle, die sich so sehr nach ihrer Nähe sehnt, dass er jederzeit „schwach wird“, wenn sie freundlich auf ihn zu kommt.

Positionen:

Fokus

Verstandesbetonter Josef

Prinzipien

Josef, der sich zum Deppen macht

Später dazu: Angst-Anteil

Die Befragung der Stellvertreter ergibt:

Fokus: „Ich schaue zwischen ´Verstandesbetontem Josef´ und ´Josef, der sich zum Deppen macht´ hin und her; ich muss auf die beiden aufpassen.“

Verstandesbetonter Josef: „Stehe gut da und bin mit ´Prinzipien´ in Kontakt. Wir verstehen uns.“

Prinzipien. „Ich bin sehr groß, überrage alle hier. Wenn´s drauf an kommt, bin ich da.“

Josef, der sich zum Deppen macht: „Ich bin ganz leicht und frei; möchte was Richtiges erleben, auf die Pauke hauen, aber hier ist ja nichts los.“

Der Aufstellungsprozess:

Als sich Josef dem Stellvertreter des „Verstandesbetonten Josef“ nähert, spürt der Stellvertreter zunächst Freude und dann eine enorme

Aufregung und Angst. Ich ziehe den „Angst-Anteil" mit der kataleptischen Hand aus dem „Verstandesbetonten Josef" heraus und frage dann den „Fokus", wie das für ihn sei. Der Fokus sagt, dass er den „Verstandesbetonten Josef" jetzt klarer sehen kann. Den „Angst-Anteil" sähe er nur insofern, als da was ist, aber er habe damit nichts zu tun und er interessiere sich auch nicht wirklich dafür. Josef selbst kann mit dem „Angst-Anteil" nicht viel anfangen.

Ich nehme einen leeren Stuhl für den „Angst-Anteil" dazu und stelle ihn außerhalb des Kreises auf. Meine Annahme ist, dass es sich um einen traumatisierten Anteil handelt, der ganz aus dem Bewusstsein verbannt ist. Ich respektiere das, indem ich statt eines Stellvertreters einen Stuhl als Platzhalter wähle und ihn außerhalb des inneren Raums von Josef aufstelle, ohne weiter auf diesen Anteil einzugehen.

Josef kann mit dem „Verstandesbetonten Josef" ganz leicht Kontakt aufnehmen. Sie schauen sich freundlich an und fühlen sich verbunden.

Als nächstes geht Josef zu den „Prinzipien". Diese fühlen sich groß und mächtig und schauen eher über Josef hinweg, als dass sie ihn anschauen. Der Stellvertreter der „Prinzipien" findet es aber angenehm, dass Josef da ist. Ich biete Josef folgende Sätze an, um sie dem Stellvertreter der „Prinzipien" zu sagen: „Danke, dass du da bist. Du gibst mir Sicherheit und Orientierung." Der Stellvertreter der „Prinzipien" stimmt zu und kann Josef nun besser anschauen. Er fühlt sich aber immer noch sehr groß.

Der Stellvertreter von „Josef, der sich zum Deppen macht" ist hungrig nach Abenteuer und sehr gefühlsbetont. Als der Angst-Anteil dazu kam, war er nervös und auch ein bisschen traurig. Als Josef nach der Begegnung sich von ihm wieder entfernte, fühlte er sich alleingelassen und einsam. Der „Verstandesbetonte Josef" und „die Prinzipien" langweilen ihn total. Der „Angst-Anteil" würde ihn interessieren, aber er kann ihn nicht sehen, da er hinter seinem Rücken steht.

Für den „Fokus" wird es immer anstrengender, den „Josef, der sich zum Deppen macht", in Schach zu halten. Nachdem Josef mit allen Anteilen in seinem Raum (= Anteile innerhalb des Kreises) Kontakt aufgenommen hat, lade ich ihn ein, zum Abschluss noch zu dem durch einen Stuhl repräsentierten „Angst-Anteil" zu schauen. Josef sagt: „Kann schon sein, dass da was ist." Damit beende ich die Aufstellung.

Reflexion:

Ich habe es unterlassen, auf den verbannten „Angst-Anteil" einzugehen, da der „Fokus" geäußert hat, dass er den Stuhl zwar sähe, dieser aber nichts mit ihm zu tun habe. Bei Josef selbst habe ich einen kurzen Anflug von Angst und Ärger wahrgenommen, als deutlich wurde, dass es neben dem „Verstandesbetonten Josef" noch eine Angst gibt. Das sind klare Hinweise darauf, dass hier Vorsicht geboten ist. Eine vorschnelle Konfrontation mit dem „Angst-Anteil" könnte eine Retraumatisierung auslösen und heftigen Widerstand auf den Plan rufen. Es empfiehlt sich hier ein Vorgehen in kleinen Schritten (= Titration[50]).

Der „Verstandesbetonte Josef" und die „Prinzipien" sind Überlebensanteile, die in ihrem Bemühen, den traumatisierten Anteil unter Verschluss zu halten, äußerst restriktiv und dominant sind. Der Anteil von „Josef, der sich zum Deppen macht", gleicht die strengen Restriktionen dadurch aus, dass er sich dem augenblicklichen Genuss hingibt, ohne Rücksicht auf die Folgen. So lässt er sich von seiner bald geschiedenen Frau sexuell verführen und zu finanziellen Zugeständnissen überreden, macht Reisen, die er sich nicht leisten kann usw.

Die Rückmeldungen des Fokus machen deutlich, wie anstrengend es für Josef ist, diese komplementären Überlebensanteile auszubalancieren.

Einige Zeit nach der Aufstellung berichtet Josef, dass er in Bezug auf seine Prinzipien ein bisschen weniger streng geworden sei. Er merke dies in der Beziehung zu seinen Kindern (sind aus der ersten Ehe), denen er jetzt mehr Freiraum lasse.

50 Levine (2011) S. 45

Beate (49 Jahre alt): „Ich, mein Mann und meine Symptome"

Seit zwei Jahren hat Beate gesundheitliche Probleme (Atemnot, Kreislaufprobleme). Zum damaligen Zeitpunkt wurde ihr bewusst, dass ihr Mann Alkoholiker ist. Als ihr Mann vor zehn Jahren eine Lungenembolie hatte, litt sie das erste Mal unter den Symptomen von Atemnot und Kreislaufschwäche.

Positionen:

Die Trauerweide (fünf Jahre alt)

Stein im Magen

Der Zorn

Die lustige Unbeschwerte

Das Luftschloss

Die Befragung der Stellvertreter ergibt:

Die Trauerweide: „Ich möchte Zuwendung, habe Angst, bin fünf Jahre alt."

Stein im Magen (= männlicher Stellvertreter): „Ich habe mit dem nichts zu tun, ich höre, was gesagt wird, kann aber damit nichts anfangen."

Zorn: „Ich bin unbeweglich, habe keinen Bezug zu irgendwem."

Lustige Unbeschwerte: „Ich möchte mich gerne mehr bewegen, nicht nur die Arme und den Oberkörper; ich bin nicht lustig."

Luftschloss: „Ich bin da, bin leicht. Beate kann kommen, wenn sie mag."

Der Aufstellungsprozess:

Während der Befragung der Stellvertreter erinnert sich Beate, dass sie mit fünf Jahren ihren vierzehn Jahre älteren Halbbruder gefunden hat, nachdem dieser sich erhängt hatte. Als ihr das bewusst wird, jagen Schauer durch ihren Körper und sie muss weinen. Nachdem sie sich wieder beruhigt hat, drückt sie gegenüber der Stellvertreterin der Fünfjährigen („Trauerweide") Verständnis und Mitgefühl aus. Die Stellvertreterin des „Zorns" wird dadurch beweglicher; die Stellvertreterin der „lustigen Unbeschwerten" atmet erleichtert auf und hebt abwechselnd ihre Füße vom Boden. Das „Luftschloss" gibt sich als Zufluchtsort zu erkennen, an den Beate sich zurückzieht, wenn es eng wird. Es ist somit eine wichtige Überlebensstrategie. Beate erkennt, dass die Lungenembolie ihres Mannes vor zehn Jahren und sein übermäßiger Alkoholkonsum jetzt (seit zwei Jahren) die gleiche Ohnmacht, Angst und Trauer sowie ähnliche körperliche Schockzustände auslösen wie damals, als sie den toten Halbbruder gefunden hat.

Nach der Aufstellung klagt Beate über Kopfschmerzen und die Gruppe legt eine Pause ein. Nach der Pause berichtet Beate, dass sie zehn Minuten heftig weinen musste und jetzt das Gefühl habe, alles heraus geweint zu haben, was befreiend wirke. Die Kopfschmerzen ließen nach.

Reflexion:

Das, was sich bei Beate seit zwei Jahren an Körpersymptomen manifestiert – Atemnot, Kreislaufprobleme – steht im Zusammenhang mit dem Schock bzw. dem Trauma des fünfjährigen Mädchens. Trigger ist die gesundheitliche Gefährdung ihres Mannes durch den Alkohol. Alkoholsucht ist ein Suizid auf Raten und es geht dabei um die Frage: „Willst du leben oder nicht?"

Die Energie der „lustigen Unbeschwerten" war zunächst blockiert. An dieser Stelle habe ich die Trommel zu Hilfe genommen. Das rhythmische Schlagen brachte neue Energie und half, die unbewegliche Stellvertreterin aus ihrer schockbedingten Erstarrung zu befreien.

Das „Luftschloss" konnte als wichtiger Überlebensanteil erkannt und gewürdigt werden. Überlebensanteile helfen dabei, überbordende Gefühle wie hier Schreck, Ohnmacht, Traurigkeit und Angst nicht zu fühlen. Die Gefühle verschwinden dadurch jedoch nicht, sondern werden in den Körper geschoben, wo sie sich als Atemnot und Kreislaufprobleme bemerkbar machen. Der Weg zur Heilung führt über das Fühlen und Spüren. Insofern ist das heftige Weinen Beates nach der Aufstellung als Abfließen von eingefrorenem Schmerz zu verstehen. Der Ausdruck von heftigem Schmerz ist intensiv, kurz und befreiend.

Der „Zorn" gehört zum Trauma der fünfjährigen Beate. Es ist eine Aggression, die aus der erlittenen Ohnmacht resultiert. Der „Zorn" war in der Aufstellung anfangs ohne Kontakt und unbeweglich, hatte also keine Möglichkeit, irgendwo hinzugehen bzw. abzufließen. So unverbunden und isoliert, übt die Emotion in einer unbewussten Weise ihre Wirkung aus. Beweglich wird der „Zorn" dadurch, dass die erwachsene Beate Mitgefühl mit der „Fünfjährigen" („Trauerweide") empfindet. Das Sehen, Wahrnehmen und Fühlen der vergangenen Situation macht den eingefrorenen „Zorn" wieder lebendig und damit als Energie für Beate verfügbar. „Die lustige Unbeschwerte" kann sich dadurch freier bewegen und durchatmen und steht Beate dann als Kraftquelle zur Verfügung.

Bedeutsam für so tiefe innere Prozesse ist eine freundlich zugewandte Gruppe und eine Atmosphäre des Vertrauens.

Darja (32 Jahre alt):
„Ich will frei sein in meinem eigenen Raum"

Darja ist verheiratet, hat drei Kinder, arbeitet in Teilzeit. Sie ist mit ihrer Lebenssituation grundsätzlich zufrieden, hat aber oft das Gefühl, dass es ihr zu eng ist und sie „hinaus muss". Ihr Wunsch ist es, sich freier zu fühlen und sich besser abgrenzen zu können.

Positionen:

Ich bin

Druck

Leere

Die fröhliche Leichte

Sehnsucht

Später dazu: Anteil, der fehlt (= Mutter von Darja)
Ahnenfeld der Mutter

Die Befragung der Stellvertreter ergibt:

Ich bin: „Die Anderen bedrängen mich, ich bekomme wenig Luft."

Druck: „Ich gehöre da nicht richtig dazu; fühle mich irgendwie modrig, leblos."

Leere: „Ich habe zu niemandem Kontakt, fühle nichts."

Die fröhliche Leichte: „Ich bin noch ganz klein. Ich glaube, ich bin noch gar nicht geboren, kann das sein?"

Sehnsucht: „Ich stehe an der Seite von ′Ich-bin′ und unterstütze ′Ich-bin′. Sie kann auf mich zählen."

Anteil, der fehlt: „Ich fühle Traurigkeit und Schwere. Ich weiß nicht, ob ich ein Anteil von Darja bin, ich gehöre eher zu ihrer Mutter."

Mutter von Darja: „Ich habe wenig Gefühl; mich zieht es zur kleinen Darja (′Die fröhliche Leichte′)."

Ahnenfeld der Mutter: „Ich bin da. Ich fühle mich groß und weit, aber auch belastet.“

Der Aufstellungsprozess:

Alle Anteile sind ohne Bezug zueinander und wirken leblos. Der „Ich bin“ Anteil fühlt sich eingeengt von den anderen Anteilen und repräsentiert die zwanzigjährige Darja. Mit zwanzig Jahren hat sie sich allein für unbestimmte Zeit nach Südamerika aufgemacht und den Kontakt zu den Daheimgebliebenen abgebrochen. Der Stellvertreter des „Drucks“ gibt an, nicht zu Darja zu gehören. Er sei modrig und leblos. Wenn sich Darja selbst um ihn kümmert, bekommt er einen heißen Kopf und Hals, der Rest des Körpers bleibt leblos, was eine ungeheure Spannung verursacht. Die „fröhliche Leichte“ ist Darja als Ungeborenes im Bauch der Mutter. Sie äußert, dass sie in der dunklen Erde versinken möchte. Das fühle sich gut an. Im Laufe des Prozesses wird deutlich, dass etwas in der Aufstellung fehlt.

Es wird eine Stellvertreterin für den „Anteil, der fehlt“ dazu genommen. Diese Stellvertreterin entpuppt sich als „Mutter von Darja“. Die Mutter von Darja stammt aus Russland und musste von dort weggehen, weil in ihrem Land politische Verfolgung und Repressalien das Überleben bedrohten. So nehme ich noch einen Stellvertreter für das Ahnenfeld der Mutter dazu. Nachdem die „Mutter von Darja“ und „das Ahnenfeld der Mutter“ in der Aufstellung ihren Platz gefunden haben, kommt Bewegung und Leben in den Prozess. Der „Druck“ geht aus dem Raum von Darja zum „Ahnenfeld der Mutter“ außerhalb des Kreises und kauert sich dort auf den Boden. Daraufhin geht die „Mutter“ zur „fröhlichen Leichten“ (= Darja im Mutterleib) und beide halten sich an den Händen. Für das Ungeborene ist die Nähe der Mutter und das Gehaltenwerden angenehm. Die Stellvertreterin der „Leere“, die zunächst ganz allein und unverbunden dastand, kann nun zu Darja und ihrem „Ich bin“ Kontakt aufnehmen.

Die „Sehnsucht“ wollte anfangs zwischen der „Mutter“ und dem „Ich bin“ Anteil von Darja vermitteln, wollte beide zusammenbringen, was aber nicht möglich war und den Sehnsuchtsanteil überforderte. Darin zeigt sich Darjas unbewusstes Bemühen, der Mutter nahe zu sein (= Sehnsucht nach der Mutter). In kindlicher Liebe übernimmt sie die Sehnsucht der Mutter nach der verlorenen Heimat in Russland. Das verstrickt Darja mit dem Schmerz der Mutter (und der Ahnen). Nachdem Darja das Trauma ihrer Mutter und ihres Ahnenfeldes anerkennt, stellt sich die „Sehnsucht“ als Ressource hinter den „Ich-bin“ Anteil und lädt Darja ein, sich anzulehnen. Das gibt ihr das Gefühl von innerem Frieden und Verbundenheit.

Reflexion:

Obwohl sich die Mutter sehr auf ihr Kind freute, konnte sie Darja aufgrund ihres eigenen Traumas (= Verlassen müssen der Heimat) nicht den tiefen Halt vermitteln, den das Baby gebraucht hätte. Die kleine Darja erlebt dies als Schmerz. Der tiefe Schmerz aus frühester und früher Kindheit wandelt sich in Sehnsucht. Bertold Ulsamer schreibt über dieses Phänomen: „Es ist wie eine Münze. Auf der einen Seite ist Schmerz. Drehen wir die Münze um, begegnen wir der Sehnsucht.“[51]

Die „Sehnsucht“ zeigt sich in der Aufstellung einerseits als Wunsch der ungeborenen Darja, in der dunklen Erde zu versinken, was meines Erachtens auf das Verlangen nach Verschmelzung und Eins-Sein mit dem größeren Ganzen hindeutet. Vermutlich nimmt dieser Anteil Bezug auf das ozeanische Gefühl des Embryos im Mutterleib, auf die Geborgenheit im Schoß der Mutter. Andererseits zeigt sich die „Sehnsucht“ als intensives Bemühen der kleinen Darja, ihrer Mutter die verlorene Heimat zurück zu geben. Das verstrickt sie mit dem Schicksal der Mutter und ihrer Vorfahren.

Der „Druck“, den Darja körperlich und seelisch wahrnimmt, repräsentiert das kollektive Trauma ihrer Vorfahren. Als der Stellvertreter für den „Druck“ bei den „Vorfahren“ einen Platz gefunden hat, wird das innere System von Darja lebendiger und es entsteht Beziehung unter den Anteilen. Der Aufbruch der zwanzigjährigen Darja nach Südamerika, der temporäre Kontaktabbruch und das Zurücklassen der Heimat auf unbestimmte Zeit scheint eine Reinszenierung des mütterlichen Traumas zu sein.

51 Ulsamer (2012) S. 73

Die „Sehnsucht“ als Überlebensanteil bedeutet Flucht vor dem als Druck und Leere erlebten Schmerz. Der erste wichtige Schritt ist die Differenzierung zwischen Darja und ihrer Mutter und dem Ahnenfeld. Der zweite Schritt ist die innere Zustimmung Darjas zu dem was hier wirkt. Als Darja das Schicksal ihrer Mutter und ihrer Vorfahren anerkennt, es annimmt, ohne es verändern zu wollen, wandelt sich die Sehnsucht in ein Halt gebendes Gefühl. Die „Sehnsucht“ transformiert sich in „Halt und Geborgenheit“ und steht dem „Ich bin“ von Darja nun zur Verfügung. Die „Sehnsucht“ als Gefühl von innerem Halt kann nun als gesunder Ich-Anteil (= „Halt und Geborgenheit“) identifiziert und neu benannt werden. Gesunde Ich-Anteile befähigen die Person, zu erkennen, wer sie im Unterschied zu anderen ist. Gesunde Ich-Anteile kommunizieren und treten in Beziehung (Gefühl der Verbundenheit zum Schluss).

In dieser Aufstellung ging es darum, die Dinge, die weggesperrt und unbewusst sind (hier: Leere, Druck, das Trauma der Mutter, das kollektive Trauma), anzuerkennen und einzubeziehen. Die Transformation beginnt beim bewussten Hinschauen. Die innere Arbeit ist mit einer Aufstellung nicht zu Ende, aber indem die Person im Aufstellungsprozess „Ja“ zu ihren inneren Anteilen und den wirkenden Dynamiken sagen kann, bereitet sie den Weg für die weitere Bearbeitung vor und unterstützt den Heilungsprozess. Darja berichtet einige Zeit nach der Aufstellung, dass der Drang, „hinaus zu müssen“, ausbrechen zu wollen, nicht mehr so stark sei und, dass ihre elfjährige Tochter etwas umgänglicher geworden sei.

Erna (47 Jahre alt): „Ich habe Angst, über mich selbst hinaus zu wachsen“

Im Vorgespräch wird geklärt, worauf sich diese Angst bezieht und was es für sie bedeutet, über sich selbst hinaus zu wachsen: Erna hat Berufserfahrung als Vortragende und Moderatorin im Anstellungsverhältnis. Über die Jahre hat sie viele Fortbildungen im persönlichkeitsbildenden Bereich gemacht und möchte nun auf selbständiger Basis als Coach und Supervisorin arbeiten.

Über sich selbst hinaus zu wachsen, bedeutet für Erna, selbstbewusst nach außen zu gehen und für sich selbst und ihre Kompetenzen Werbung zu machen. Eine Ahnung von dem Gefühl, über sich selbst hinaus gewachsen zu sein, hat sie bereits. Sie erlebte es im Zusammenhang mit ihren Erfolgen als Moderatorin von Gesundheitsveranstaltungen.

Positionen:

Fokus von Erna

Der angstvolle Anteil

Der über sich selbst hinaus gewachsene Anteil

Dazu kommt: Der erwachsene, weibliche Ressourcen-Anteil

Bei der Wahl der Stellvertreter fällt auf, dass sie für die über sich selbst hinaus gewachsene Erna einen Mann wählt. Alle anderen Positionen werden von Frauen repräsentiert.

Der Aufstellungsprozess:

Der „Fokus von Erna“ und der „angstvolle Anteil“ haben keinen Kontakt zu dem „über sich selbst hinaus gewachsenen Anteil“. Der „angstvolle Anteil“ entpuppt sich als fünfjähriges Mädchen, das nicht gesehen wird und die Aufmerksamkeit des „Fokus“ braucht. Auf die Frage, an welche Erfahrungen Erna sich in Bezug auf die „Fünfjährige“ erinnere, sagt sie, dass sie mit vier Brüdern aufgewachsen ist und sich als einziges Mädchen nicht so leicht durchsetzen konnte, weil die Buben viel stärker, dominanter und frecher waren.

Der Stellvertreter des „über sich selbst hinaus gewachsenen Anteils“ sagt, dass er wenig Interesse an dem ganzen Geschehen habe und sich müde fühle. Er scheint einen verdrängten Anteil von Erna zu repräsentieren. Daher wird nun eine zusätzliche Stellvertreterin für die „erwachsene Erna“, welche die Erfahrung gemacht hat, über sich selbst hinaus zu wachsen, als weiblicher Ressourcen-Anteil in die Aufstellung hineingeführt. Das stärkt die „Fünfjährige“ sowie den „Fokus“ und der männliche „über sich selbst hinausgewachsene Anteil“ kommt dadurch in Kontakt mit den anderen Anteilen.

Erna selbst verfolgt die in der Aufstellung ablaufenden Prozesse zunächst vom Außenkreis aus mit großer Aufmerksamkeit und übernimmt die Position ihres „Fokus“, als die einzelnen Anteile zueinander in Kontakt kommen.

Der Aufstellungsprozess kommt zum Abschluss, als Erna als Fokus die „Fünfährige“ mit ihren Bedürfnissen gut im Blick hat und sich den anderen beiden Anteilen wohlwollend zuwenden kann.

Reflexion:

Die Art der Aufstellung ist inspiriert von der Ego-State-Therapie[52] nach Robin Shapiro, die u.a. davon ausgeht, dass durch das Nach-vorn-holen eines reifen Erwachsenenzustands – in unserem Beispiel des erwachsenen weiblichen Ressourcen-Anteils – die konstruktive Auseinandersetzung mit belastenden Emotionen und Situationen ermöglicht wird. Durch das Schaffen einer „dualen Aufmerksamkeit“, die einerseits auf Anteile fokussiert, die mit traumatischen Ereignissen verknüpft sind und andererseits auf die Erwachsene im sicheren Hier und Jetzt, unterstützt die Ego-State-Therapie die Integration der traumatisierten Anteile sowie der Überlebensanteile in der Gegenwart.

Durch die Aufstellung wurden die mit dem Anliegen verbundenen Anteile der Klientin ans Licht gebracht, die auf ein Kindheitstrauma hindeuten. Der „angstvolle Anteil“ entpuppte sich als traumatisierter Anteil der Klientin und der männlich repräsentierte Anteil als

52 Shapiro (2019) S. 25-27.

ein Überlebensanteil, der dazu neigt, sich zu erschöpfen. Die Klientin fühlte sich als Mädchen ihren Brüdern gegenüber unterlegen und übernahm, um diese erniedrigenden Gefühle aushaltbarer zu machen, die Sicht- und Denkweise der Brüder in Bezug auf sie als Mädchen („Sie ist schwächer als wir, sie ist keine von uns Buben…"). Gleichzeitig strengte sie sich sehr an, mit den Buben mithalten zu können und dazu zu gehören. Die Wahl eines männlichen Stellvertreters für diesen inneren Anteil deutete auf diesen Zusammenhang hin.

Da der „über sich selbst hinaus gewachsene Anteil" sich als Überlebensanteil zeigte, fehlte in dem Aufstellungsbild der erwachsene Ressourcen-Anteil, der daraufhin dazu genommen wurde. Im Kontakt mit dem erwachsenen weiblichen Ressourcen-Anteil war es dem Fokus möglich, sich um die mit belastenden Erfahrungen verbundenen Anteile zu kümmern.

2.5.3. Arbeit mit Platzhaltern im Einzelsetting

Auch im Einzelsetting kann wirksam mit inneren Anteilen gearbeitet werden. Als Platzhalter können Figuren, Bodenanker oder Stühle dienen.

Annäherung an einen inneren Kindanteil

Diese Art der Aufstellung ist nur möglich, wenn der Klient Stabilität im Hier und Jetzt empfindet und den Wunsch hat, jenen verletzten Kindanteil kennenzulernen, der in einer bestimmten Situation der Gegenwart aktiv ist.

Der Aufstellungsleiter bittet den Klienten, einen Platzhalter für das innere Kind aufzustellen und einen für sich als erwachsene Person (= Fokus). Ein neutraler Platz, von dem aus der Klient von außen auf die Positionen schauen kann, wird ebenfalls ausgewählt. Der Klient begibt sich dann auf den Platz des Fokus und fühlt sich ein. Der Aufstellungsleiter kann nun den Klienten befragen:

- Wie geht es dir hier, wenn du das Kind dort siehst?
- Wie empfindest du den Abstand?
- Ist der Abstand groß genug, um das Kind anschauen zu können?
- Welche Gefühle tauchen bei dir als Erwachsener auf?

Wenn das Kind als sehr belastet wahrgenommen wird, ist es nicht ratsam, dass der Klient sich auf dem Platz des Kindes einfühlt. Dann ist es besser, wenn er vom Platz seines Fokus oder vom neutralen Platz aus auf seinen Kindanteil und die Beziehung der Erwachsenen zum Kindanteil schaut. Mögliche Fragen an den Klienten sind:

- Kannst du sagen, wie alt das Kind ist?
- Wie geht es dem Kind?
- Was braucht das Kind?
- Was ist damals passiert?
- Kannst du das Kind würdigen dafür, dass es das damals ausgehalten hat?

Durch Variierung (Vergrößerung oder Verkleinerung) des Abstands zum inneren Kindanteil kann das bewusste Schauen der Erwachsenen gefördert werden. Auch die Einführung eines sicheren Ortes für das Kind wäre an dieser Stelle möglich. Der Aufstellungsleiter lässt den Klienten einen Ort imaginieren, wo das Kind geschützt und in Sicherheit ist. Der imaginierte Ort kommt dann als Platzhalter neben den inneren Kindanteil.

Gelingt es dem Klienten, seinen Kindanteil gut in den Blick zu nehmen und dabei ruhig und erwachsen zu bleiben, dann lädt der Aufstellungsleiter den Klienten mit folgenden Fragen ein, mit seinem inneren Kindanteil näher in Kontakt zu treten:

- Gibt es etwas, das du dem Kind sagen möchtest?
- Kannst du ein wenig näher zu dem Kind hingehen?
- Wie reagiert das Kind auf deine Annäherung?
- Möchte das Kind dir etwas sagen?
- Was wünscht sich das Kind von dir?

Wenn das Kind sich etwas wünscht, ist das auf jeden Fall ernst zu nehmen und mit dem Klienten auf dem neutralen Platz zu besprechen, wie er seinem inneren Kindanteil diesen Wunsch erfüllen bzw. wie er es im Alltag nachnähren kann.

Die Aufstellung wird auf dem Platz der Erwachsenen (Fokus) abgeschlossen.

Aufstellung innerer Anteile im Hinblick auf ein bestimmtes Anliegen oder Ziel

Vorgespräch

Im Vorgespräch wird geklärt, um was es geht. Was ist das Thema? Was möchte der Klient erreichen? Dann wird geschaut, welche Anteile für das Anliegen relevant sind. Was taucht auf an Gedanken, Gefühlen, Körperempfindungen? Welche Erwartung hat der Klient an die Aufstellung? Der Aufstellungsleiter schlägt vor, welche Positionen (inneren Anteile) aufgestellt werden können, um das Anliegen abzubilden und fragt, ob der Klient damit einverstanden ist oder ob er etwas anders haben möchte.

Aufstellung

Dann werden Platzhalter (z.B. Bodenanker) für die einzelnen Anteile aufgestellt. Bevor der Klient sich in die einzelnen Positionen einfühlt, bittet ihn der Aufstellungsleiter, einen Platz festzulegen, von dem aus er alle Positionen gut sehen kann und den Überblick behält (= Platz des Oberhaupts).

Aufstellungsvarianten

Verdeckt arbeiten

Die Aufstellung kann offen oder verdeckt erfolgen. Das verdeckte Arbeiten hat den Vorteil, dass vorgefasste Meinungen und Bewertungen hintangehalten werden.

Beim verdeckten Aufstellen schreibt der Klient die Namen der Anteile auf kleine Zettel – für jeden Anteil einen eigenen Zettel – faltet sie zusammen und mischt sie durcheinander. Dann wählt der Klient so viele Platzhalter aus wie innere Anteile aufgestellt werden und legt diese im Raum auf, so wie es sich für ihn stimmig anfühlt (= Aufstellungsbild). Dann schiebt er jeweils einen Zettel verdeckt unter einen Platzhalter.

Nun geht es ums Wahrnehmen auf den einzelnen Positionen. Der Aufstellungsleiter fragt den Klienten, in welche Position er sich als erstes einfühlen möchte. Der Klient begibt sich zu diesem Platzhalter und nimmt wahr, welche Gefühle, Körperempfindungen, Gedanken oder Bilder dort auftauchen. Der Aufstellungsleiter merkt sich das vom Klienten Wahrgenommene und macht sich dazu Notizen:

Was wird wahrgenommen? Entspricht das Wahrgenommene eher

einem gesunden oder einem traumatisierten Anteil oder einem Überlebensanteil?

- Was ist die Aufgabe des jeweiligen Anteils?
- Wie alt ist der Anteil?
- Was wünscht sich der Anteil vom Oberhaupt?

Sind alle relevanten Positionen wahrgenommen worden, deckt der Klient die Positionen auf. Der Aufstellungsleiter wiederholt, was auf den einzelnen Positionen wahrgenommen wurde und fragt den Klienten, ob er damit etwas anfangen kann. Jetzt können Fragen beantwortet und Deutungen gefunden werden.

Abschließen der Aufstellung

Zum Abschluss der Aufstellung nimmt der Klient die Anteile von der Position des Oberhaupts aus wahr. Der Aufstellungsleiter fragt das Oberhaupt, wie es ihm mit dem Bild geht.

- Wie ist der Kontakt des Oberhaupts zu den einzelnen Anteilen?
- Ist das Oberhaupt wieder gut bei sich?

In weiterer Folge kann vertiefend an der Beziehung zu den einzelnen Anteilen gearbeitet werden. Dem inneren Prozess des Klienten Zeit geben. Meist sind mehrere Sitzungen in zeitlichen Abständen von zwei bis drei Wochen sinnvoll. Nicht zuviel auf einmal machen!

Die Bodenanker gestalten (vgl. Neuro-Imaginatives Gestalten NIG nach Eva Madelung und Barbara Innecken)[53]

Im systemischen Vorgespräch wird geklärt, um was es geht. Welche inneren Anteile sind involviert? Mit dem Klienten wird festgelegt, welche Positionen für die Aufstellung relevant sind. Dann wird der Klient gebeten, für jede Position ein Bild anzufertigen. Sind die Bilder fertig gestellt, werden die Darstellungen besprochen. Deutungen der Formen und Farben gibt ausschließlich der Klient.

53 Madelung und Innecken (2015)

Anschließend werden die Positionen vom Klienten nach seinem Gefühl im Raum aufgelegt und eine Außenposition (neutraler Platz) markiert, von der aus alles überblickt werden kann. Der Klient nimmt als erstes die Außenposition ein und beschreibt, wie das Aufstellungsbild auf ihn wirkt. Dann fühlt er sich auf den einzelnen Positionen ein. Die Reflexion der Wahrnehmung findet immer auf dem neutralen Platz statt. Der Aufstellungsleiter begleitet den Prozess, gibt Lösungsschritte vor und fasst das Erlebte zusammen.

Nach Beenden der Aufstellung werden die Platzhalter im Beisein des Klienten weggeräumt.

Aufstellung mit Stühlen

Die leeren Stühle sind Platzhalter für die inneren Anteile. Der Klient als Oberhaupt sitzt diesen gegenüber und nimmt sie aus der Beobachterposition wahr. So kann er mit ihnen von seinem sicheren Platz aus in Interaktion treten. Sollte es nötig sein, sich in eine Position direkt einzufühlen (assozierte Wahrnehmung), setzt sich der Klient auf den entsprechenden Stuhl.

2.5.4. Beispiele: Aufstellung im Einzelsetting

Herbert (43 Jahre alt): „Ich verlange von mir viel mehr als von anderen“

Herbert stellt die Bedürfnisse anderer über seine eigenen und fordert von sich immer viel mehr als von seinem Gegenüber, egal ob es sich um Freunde, Arbeitskollegen oder die Partnerin handelt. Als er in die Beratung kommt, befindet er sich in einem Zustand des sozialen Rückzugs. Seiner beruflichen Tätigkeit kann er noch nachgehen, aber in der Freizeit unterhält er sich fast nur noch mit Computerspielen. Kontakte sind ihm zu anstrengend.

Systemisches Vorgespräch:

Ich erarbeite mit Herbert einen positiven Zielsatz und frage ihn, was statt seines Problems da sein soll. Er formuliert folgenden Satz: „Ich stehe zu meinen eigenen Maßstäben.“ Dann mache ich ihm klar, dass es gute Gründe gibt, dass er es bisher noch nicht geschafft hat, zu seinen eigenen Maßstäben zu stehen. Er stimmt einer Aufstellung mit Stühlen zu, um zu sehen, welche inneren Anteile ihn abhalten, sein Ziel zu erreichen.

Positionen:

Herbert (= Oberhaupt)

Herbert, der seine Bedürfnisse hintan stellt (= „Herbert mit Problem“)

Herbert, der zu den eigenen Maßstäben steht (= „Herbert am Ziel“)

Später dazu: Der innere Kritiker

Der innere Helfer

Der Aufstellungsprozess (Aufstellung mit Stühlen):

Herbert bleibt während der gesamten Aufstellung auf seinem Platz (= Platz des Oberhaupts) und beobachtet von hier aus, welche Wirkung die einzelnen Positionen auf ihn entfalten.

Als erstes lasse ich Herbert in der Vorstellung „Herbert mit Problem“ auf einem leeren Stuhl Platz nehmen. Er erhält sofort das Bild von sich als gebeugt dasitzende Gestalt, die den Kopf gesenkt hält und auf den Boden blickt.

Dann bitte ich ihn, auf dem zweiten leeren Stuhl jenen Herbert zu imaginieren, der zu den eigenen Maßstäben steht und sich auf Augenhöhe mit anderen fühlt (= „Herbert am Ziel“). Herbert sagt, dass er hier kein klares Bild erhalte; die Konturen seien undeutlich, irgendwie verschwommen.

Auf die Frage, was für Gefühle bei ihm auftauchen, wenn er die beiden („Herbert mit Problem“ und „Herbert am Ziel“) so ansehe, antwortet er, die gebeugte Haltung von „Herbert mit Problem“ rege ihn auf. Es mache ihn ärgerlich, dass der so eine bemitleidenswerte Kreatur abgebe. Der solle doch einfach aufstehen und sich auf den Platz des „Herbert am Ziel“ setzen. Er wolle der gebeugten Kreatur keine Energie mehr zur Verfügung stellen und er verabscheue Selbstmitleid.

Ich mache ihm klar, dass sich da jetzt gerade eine sehr kritische Stimme gemeldet habe, die eine große Ablehnung gegen „Herbert mit Problem“ hege. „Herbert Oberhaupt“ ist mit der kritischen Stimme sehr identifiziert, die nun als „innerer Kritiker“ bezeichnet wird. Ein weiterer leerer Stuhl für den „inneren Kritiker“ wird dazu gestellt und „Herbert Oberhaupt“ lässt das Bild auf sich wirken.

Ich weise ihn darauf hin, dass der „innere Kritiker“ eine gute Absicht habe, auch wenn er jetzt durch die abwertende Äußerung gegenüber „Herbert mit Problem“ diesen noch mehr zur Schnecke gemacht hat. Ich bitte „Herbert Oberhaupt“, den „inneren Kritiker“ zu fragen, was dessen Aufgabe ist. Der „innere Kritiker“ äußert, dass er Herberts Selbstachtung schützen möchte.

Während „Herbert Oberhaupt“ die Aussage des „inneren Kritikers“ auf sich wirken lässt, taucht in ihm eine konstruktive Stimme auf, die „Herbert mit Problem“ gegenüber wohlgesonnen und zuversichtlich ist. Diese Stimme erhält den Namen „innerer Helfer“.

Daraufhin wird ein vierter leerer Stuhl für den „inneren Helfer“ von „Herbert Oberhaupt“ aufgestellt. Von der Position des Oberhaupts aus kann Herbert nun den „Herbert mit Problem“ zum ersten Mal milder, ja sogar wohlwollend anschauen. Der „innere Kritiker“ bleibt sehr wachsam und hat für „Gefühlsduselei“ wenig übrig. Er möchte, dass Herbert auf seine Anweisungen hört. Ich bitte Herbert, dem „inneren Kritiker“ für seinen Einsatz zu danken und ihm zu sagen, dass es vielleicht noch andere Wege gibt, die Selbstachtung aufrecht zu erhalten, ohne den „Herbert mit Problem“ abzuwerten. Der „innere Kritiker“ reagiert mit ein wenig Neugier.

Ich ziehe den Stuhl des „inneren Kritikers“ ein kleines Stückchen weiter nach hinten und bitte Herbert, das neu entstandene Gesamtbild auf sich wirken zu lassen. Damit beenden wir die Sitzung.

Reflexion:

Der verletzte Teil von Herbert (= „Herbert mit Problem“) kann seine eigenen Bedürfnisse in Beziehungen nicht wahrnehmen, weil er sich unbewusst vor Verletzungen schützen muss. Er handelt unbewusst nach dem Motto: Wenn ich die vermeintlichen Erwartungen der anderen Person(en) erfülle, kann ich nicht zurückgewiesen und verletzt werden. Dadurch verausgabt er sich immer wieder bis an den Rand eines Burnouts. Die Folge sind viele Beziehungsabbrüche im beruflichen und privaten Bereich. Der innere Kritiker äußert sich verachtend gegenüber dem verletzten Teil und lässt kein Selbstmitgefühl zu. Trotzdem verfolgt auch der innere Kritiker eine positive Absicht, nämlich Herberts Selbstachtung zu dienen. Dies ist ein wichtiger Ansatzpunkt für die Weiterarbeit. Hier wird es darum gehen, dem inneren Kritiker Aufmerksamkeit zu schenken und nach konstruktiveren Verhaltensweisen für ihn zu suchen. Der „innere Helfer“ könnte in diesem Zusammenhang eine wertvolle Ressource sein, auch wenn sein Auftritt in der Aufstellung eher kurz und flüchtig war. Durch die Repäsentation des „inneren Helfers“ mittels Stuhl wurde die flüchtige Ressource in der Erinnerung festgehalten. Der innere Helfer ist eine Ressource, die Herbert unterstützt, Selbstmitgefühl zu empfinden und freundlicher mit sich umzugehen.

In den darauffolgenden Sitzungen ist es Herbert gelungen, einen guten Kontakt zum inneren Kritiker herzustellen und ihn zum Verbündeten zu machen. Der innere Kritiker wurde dadurch milder gestimmt und setzt sich jetzt auf konstruktivere Weise für Herberts Selbstachtung ein.

Jenny (25 Jahre alt): „Ich habe schon wieder eine Blasenentzündung“

Jenny hat innerhalb von neun Monaten bereits die dritte Blasenentzündung, die medikamentös behandelt wird. Auch davor hatte sie schon des öfteren Blasenentzündungen. Sie ist emotional aufgewühlt, findet zu ihrem herausfordernden Beruf keinen richtigen Zugang und fragt sich häufig: „Warum tue ich mir das alles an?“

Systemisches Vorgespräch:

Ich bitte Jenny, sich zu entspannen und die auftauchenden Gefühle zu beschreiben und im Körper zu lokalisieren. Sie fühlt ein undefinierbares Kuddelmuddel aus Stress, Resignation, Trauer, Angst und Panik. Körperlich registriert sie dies als Enge im Brust- und Halsbereich. Dann erhält sie das Bild eines Tiers, das alle Haare aufstellt und etwas Großes, Dunkles direkt anschaut. Sie fragt sich, ob das Bild vom panischen Tier und ihre Blasenentzündung zusammenhängen. Die Wahrnehmung der Blase löst in ihr Trauer, das Gefühl von verlassen werden, von allein und einsam sein aus. Sie möchte durch die Beratung wieder mehr Klarheit erlangen, handlungsfähiger werden und Entscheidungen treffen.

Positionen:

Das Kuddelmuddel

Die Blasenentzündung

Das Tier

Das heilende Feld

Der Fokus von Jenny

Ich bitte sie, für jede Position ein Bild zu malen und mit einem Pfeil die Blickrichtung zu markieren.

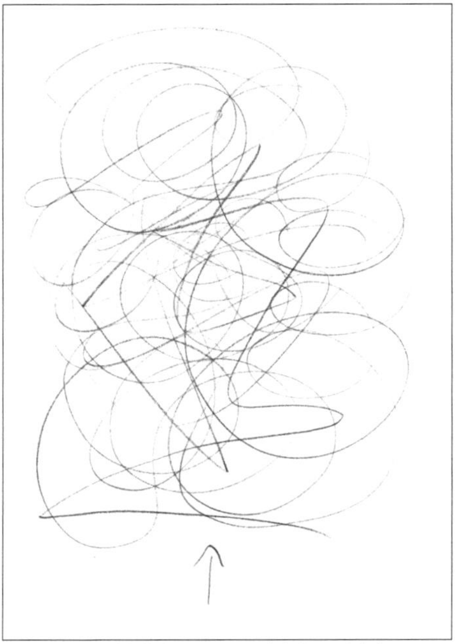

Abbildung 5: Kuddelmuddel

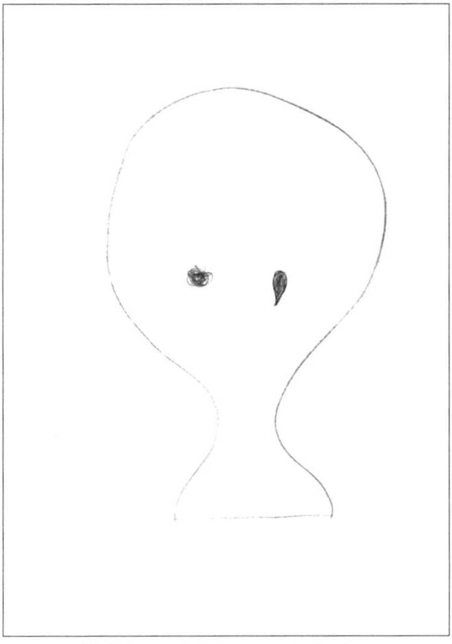

Abbildung 6: Blasenentzündung

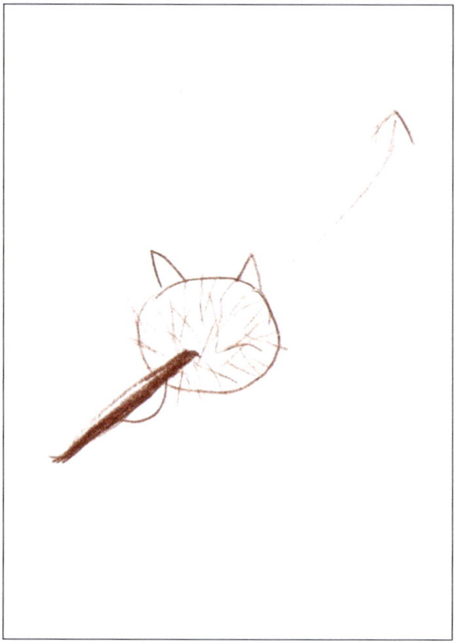

Abbildung 7: Tier

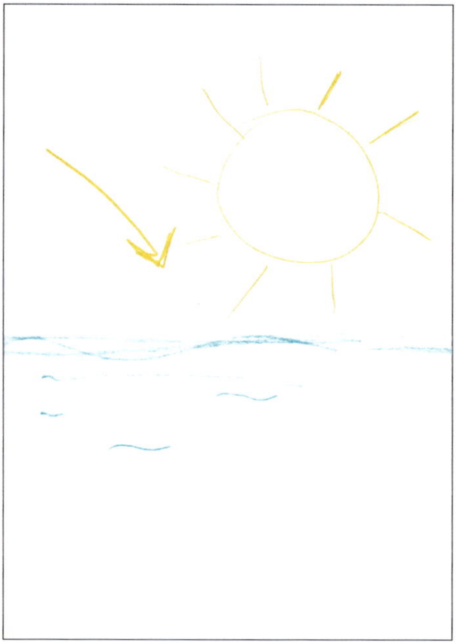

Abbildung 8: Heilendes Feld

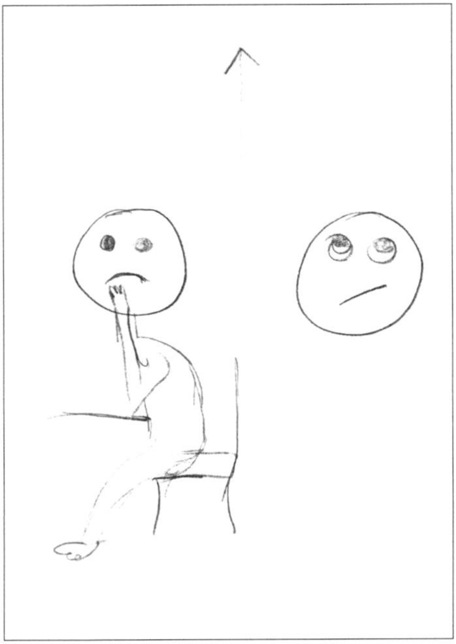

Abbildung 9: Fokus

Besprechung der Darstellungen:

Zeichnung 1 (= Kuddelmuddel) zeigt ihr momentanes Durcheinander von Gefühlen.

Zeichnung 2 (= Blasenentzündung) stellt ihr Symptom als Behältnis dar, in dem Tränen und Angst sind.

Zeichnung 3 (= das Tier) beschreibt den Moment, wenn es einem vor Angst alle Haare aufstellt.

Zeichnung 4 (= das heilende Feld) drückt das Gefühl von Heilung, Ruhe und Entspannung aus.

Zeichnung 5 (= Fokus) enthüllt die Zwiegespaltenheit von Jenny angesichts ihrer momentanen Situation. Sie ist einerseits nachdenklich, betrübt und traurig und andererseits total genervt.

Der Aufstellungsprozess (Aufstellung mit gestalteten Bodenankern):

Nun legt Jenny die einzelnen Positionen im Raum auf, so wie es sich für sie stimmig anfühlt. Ein weißes Blatt als neutrale Außenposition, von dem aus alle Positionen überblickt werden können, kommt auch noch dazu. Ich überlasse es Jenny, in welcher Reihenfolge sie sich auf die einzelnen Positionen stellen möchte.

Jennys Wahrnehmung auf der Position „Kuddelmuddel" führt zu einer Differenzierung. Ihr Partner und ein konkretes berufliches Projekt können herausgefiltert werden. Der Partner ist eine Ressource und kommt an die Seite des Fokus. Das berufliche Projekt stellt sich als bewältigbare Aufgabe heraus.

„Das Tier" entpuppt sich als treibende Kraft im Sinne von: „Komm, jetzt machen wir das; gehen wir es an; es geht schon!"

„Die Blasenentzündung" möchte vom Fokus beachtet werden. Hier ist viel Traurigkeit und die Angst, verlassen zu werden. Es kommt zu einer Annäherung zwischen Fokus und Blasenentzündung.

„Der Fokus" von Jenny spricht folgende Sätze zur Blase: „Ich sehe dich. Du bist ängstlich und traurig. Ich bin jetzt für dich da und schaue auf dich." Dann lade ich Jenny ein, das Gefühl von Traurigkeit und Angst im Blasenbereich in eine Bewegung zu bringen und sie beginnt sanft ihr Becken zu kreisen. Ich trommle leise dazu.

Wir beenden die Aufstellung auf dem „heilenden Feld". Hier fühlt sich Jenny klar und zuversichtlich.

Reflexion:

Die aktuelle Lebenssituation (herausfordernder Beruf, wenig Anerkennung, zeitlicher und finanzieller Druck, bevorstehender Ortswechsel) aktiviert (kindliche) Gefühle von Überforderung. Jenny reagiert mit Anklammern oder Festhalten wollen, sucht Sicherheit im Außen und greift ins Leere. Sie verliert den Überblick. Die Blase trägt ihre abgespaltene Angst und Trauer. Annäherung an diesen inneren Anteil geschieht durch Externalisierung (= Ins Bild bringen und Aufstellung im Raum). In den weiteren Schritten wird das in den Körper verschobene Gefühl ins Bewusstsein gehoben und integriert (Lösende Sätze, Körperbewegung). Seit dieser Sitzung sind nun schon drei Jahre vergangen, in denen keine Blasenentzündung mehr aufgetreten ist.

Thomas (31 Jahre alt): „Ich möchte frei sein von meiner Ex-Partnerin"

Thomas war fünf Jahre in einer On-Off-Beziehung mit einer Frau, die zu heftigen Wutausbrüchen neigte. Jetzt ist die Beziehung definitiv beendet, nachdem sie ihn eines Morgens wegen einer mehrere Tage zurückliegenden Aussage plötzlich und völlig überraschend aus der Wohnung hinausgeworfen hat. Thomas sagt, dass er in der Beziehung gefangen war, obwohl er in den fünf Jahren auch selbst ein paar Mal Schluss gemacht hat. Jetzt haben sie seit drei Monaten keinen Kontakt mehr, trotzdem führe er in Gedanken immer wieder Dialoge mit ihr, die angesichts der beendeten Beziehung ja völlig sinnlos seien und nichts brächten.

Positionen:

Fokus von Thomas

Der Dialogführer

Die Ex-Partnerin

Später dazu: Die Traurigkeit

Der Aufstellungsprozess (Aufstellung mit Bodenankern):

Ich bitte Thomas, sich zunächst auf dem Platz des „Fokus" einzufühlen. Hier kommt er in eine total angespannte Haltung, die Hände zu Fäusten geballt, die Atmung flach, der Oberkörper steif – Symptome eines (leichten) Schocks. Ich biete ihm folgende Sätze an, die er zu seiner Ex-Partnerin spricht: „Du hast mich vor die Tür gesetzt. Das war respektlos und hat mich verletzt." Durch das Aussprechen der Sätze lässt die Anspannung in seinem Körper nach.

Auf dem Platz des „Dialogführers" empfindet Thomas das Bedürfnis, seiner Ex-Partnerin zu sagen, was sie tun kann, damit es ihr besser geht.

Auf der Position der „Ex-Partnerin" spürt er keinen Bezug zum „Fokus". Auch auf dem Platz des Fokus ist die „Ex-Partnerin" emotional nicht bedeutsam.

Ich drehe den „Dialogführer“ so, dass er in die Richtung des „Fokus“ schaut und bitte Thomas, sich nochmals auf den Platz des „Dialogführers“ zu stellen und sich einzufühlen. Jetzt kommen Gefühle von Traurigkeit und Schmerz; zum „Fokus“ habe er nicht viel Bezug. Ich lege einen Platzhalter für die „Traurigkeit“ neben den „Dialogführer“.

Dann bitte ich Thomas, sich wieder auf den Platz des „Fokus“ zu stellen und dem „Dialogführer“ zu sagen: „Ich achte dich als Teil von mir. Ab jetzt höre ich dir zu. Vielleicht weißt du ja, was ich tun kann, damit es mir besser geht. Und zur „Traurigkeit“ gewandt: „Auch du gehörst zu mir. Ich stimme zu, dass du da bist.“

Thomas ist froh, diese inneren Anteile „kennengelernt“ zu haben und sich ihrer annehmen zu können. Er ist sichtlich gelöster als zu Beginn und so beenden wir hier die Aufstellung.

Reflexion:

Der „Dialogführer“ hat sich als Überlebensanteil gezeigt, der Thomas von seinem eigenen Schmerz ablenkt und verhindert, dass er ins Fühlen kommt. Indem er sich mit den (vermeintlichen) Problemen der Ex-Partnerin beschäftigt und ihr Lösungsansätze aufzeigt, projiziert er sein eigenes Unerlöstes nach außen. Diese Projektion wird in der Aufstellung unterbrochen durch das Zuwenden des „Dialogführers“ zum „Fokus“ und die Würdigung des „Dialogführers“ als Selbstanteil von Thomas.

Aufgabe von Thomas wird es nun sein, die Botschaften des „Dialogführers“ auf sich selbst zu beziehen und die dahinter liegende gute Absicht zu entschlüsseln.

Der unerwartete und aggressive Hinauswurf durch seine Ex-Partnerin war für ihn ein Schock, der ihn sprachlos machte. Er konnte damals nur schnell seine Sachen zusammenpacken und gehen. Das nachträgliche Aussprechen, wie er das Ganze erlebt hat, löste die im Schock eingefrorene Energie und seine körperliche Anspannung konnte über die Worte abfließen.

Tina (53 Jahre alt): „Ich bin nichts?“

Tina ist eine gepflegte Frau mit selbstbewusstem Auftreten. Sie hat bereits einiges an Selbsterfahrung gemacht und sagt, dass sie tief in sich einen Glaubenssatz trage, der sie klein halte. Diese innere Überzeugung bewirkt, dass sie sich anderen gegenüber als minderwertig fühlt. Sie wisse zwar, dass sie intellektuelle Fähigkeiten und musische Begabungen habe, könne diese aber nicht wirklich als zu ihr gehörig fühlen und schäme sich auch, diese nach außen zu zeigen.

Die Botschaft ihres Glaubenssatzes lautet: „Ich bin nichts.“ Tina fragt sich, was es mit dieser Botschaft auf sich hat, daher kommt noch ein Fragezeichen zu dem Satz dazu: „Ich bin nichts?“ Wir einigen uns auf eine Aufstellung dieses Glaubenssatzes. Sie schreibt jedes Wort auf einen kleinen Zettel, faltet die Zettel zusammen und mischt sie durcheinander:

Positionen:

Ich

bin

nichts

?

Der Aufstellungsprozess (verdeckte Aufstellung mit Bodenankern):

Tina legt vier Bodenanker im Raum auf und schiebt unter jeden einen Zettel mit einem Wort ihres Glaubenssatzes. Sie fühlt sich auf den einzelnen Positionen ein und teilt mir ihre Wahrnehmungen mit. Ich notiere ihre Aussagen. Anschließend deckt sie die Positionen auf, indem sie die Zettel unter den Bodenankern herausnimmt und liest.

bin: Auf dieser Position zieht es Tina nach links weg. Sie ist traurig und kann sich nicht richtig aufrichten. Dann dreht sie sich ganz um und wendet sich von den anderen Bodenankern ab, was sich kurzfristig besser anfühlt. Doch dann geht die Bewegung wieder weiter und sie dreht sich langsam im Kreis. Auf die Frage, wie alt sie sich hier fühlt, meint Tina, dass sie noch gar nicht auf der Welt sei, sich also noch im Mutterleib befinden müsse. Die Kreisbewegung erlebt sie so: „Ich kann nicht einfach da sein. Wenn ich mich wegdrehe, drehe ich mich vom Leben weg und das fühlt sich ein bisschen leichter an. Aber es zieht mich immer wieder zurück (Kreisbewegung).“ Sie scheint zwischen Sein (ich bin) und Nicht-Sein (ich bin nicht) zu pendeln, was auf eine lebensbedrohende Situation im Mutterleib hindeutet.

nichts: Auf diesem Platz zieht es Tina leicht nach vorne. Sie bleibt aber stehen und hat einen leichten Druck im oberen Stirnbereich. Sie sagt, dass sie hier ganz mit der zugeschriebenen Bewertung, nichts zu sein, identifiziert sei. Sie fühle Druck auf der Stirn und auch auf der Blase.

?: Als Tina auf dieser Position steht, zieht es sie gleich nach hinten aus der Aufstellung hinaus. Außerhalb des Raums von Tina, wird die Traurigkeit, die sie auch auf „bin“ wahrgenommen hat, intensiver fühlbar. Auf die Frage nach dem Alter antwortet sie: “Drei Jahre.“ Ich frage, was im Alter von drei Jahren passiert ist und ihr fällt ein, dass die Mutter sie da einmal so fest mit einem Kochlöffel geschlagen hat, dass sie am nächsten Tag Striemen hatte.

In diesem Augenblick läutet zufällig jemand an der Tür. Diese Koinzidenz wirkte so, als würden alle Alarmglocken schrillen. Es handelt sich hier um einen traumatisierten Anteil von Tina (= aus dem Bewusstsein verbannte Traurigkeit).

Ich: Das „Ich“ von Tina kann ruhig dastehen und schaut an die weiße Wand, wo sich Lichtpunkte in den Spektralfarben abbilden (die Lichtpunkte werden von Kristallen erzeugt, die im Fenster hängen, durch die die Sonne scheint). Das „Ich“ freut sich, dass diese Lichtpunkte da sind. Tina sagt: „Ich stehe hier ruhig da und beobachte die Spiegelungen an der Wand. Ich müsste mich umdrehen, damit ich die anderen Positionen („nichts“, „bin“, „?“) sehen kann. Wenn Tina sich umdrehen würde, sähe sie nicht nur die anderen Positionen, sondern auch die Kristalle im Fenster und die Sonne. Die Beschäftigung mit den Spiegelungen an der Wand wirkt so, als wäre sie von der Realität abgewandt, und kann als Hinweis auf eine Dissoziation gedeutet werden. Diese zeigt sich unter anderem darin, dass sie gefühlsmäßig keinen Bezug zu ihren Fähigkeiten hat.

Abschließend deckt Tina die Positionen auf und ich sage ihr anhand meiner Notizen, was sie an den einzelnen Plätzen wahrgenommen hat.

Reflexion:

Die Aufstellung hat zwei frühe traumatische Erfahrungen ans Licht gebracht, die bedeutsam sind für die Beantwortung der Frage, woher die tief sitzende Überzeugung „Ich bin nichts" kommt. Es ist immer wieder erstaunlich, wie viele Informationen durch eine Aufstellung gewonnen werden können und wie Koinzidenzen manchmal den Selbsterfahrungsprozess unterstützen.

Zu der Erfahrung im Mutterleib gibt es keine Anhaltspunkte. Diese entzieht sich der expliziten Erinnerung. Auch die Mutter von Tina erinnert sich an keine lebensbedrohliche Situation während der Schwangerschaft mit Tina. Trotzdem ist in Tina die Erfahrung abgespeichert, als Fötus den schmalen Grat zwischen Leben und Tod beschritten zu haben. Lebensbedrohliche Erfahrungen vor und während der Geburt sowie in den ersten Lebensjahren graben sich besonders tief im Organismus ein.[54] Diese traumatischen Erfahrungen zu überschreiben, ist nicht so einfach und erfordert meines Erachtens vor allem Bewusstsein durch Aufstellungen und Körperarbeit.

Die abgewandte Haltung des „Ich" und dessen Beschäftigung mit Spiegelungen an der Wand deutet darauf hin, dass Dissoziation ein Grundmuster ihres Lebens zu sein scheint, das sich in dem Gefühl äußert, nicht richtig am Leben teilzunehmen bzw. mehr zu funktionieren als lebendig zu sein. Was hier hilft, ist liebevoller Kontakt mit Lebendigem – Menschen, Tieren, Pflanzen – und der Aufenthalt in Naturräumen. Ebenfalls dienlich, um den „Geschmack" ungelebten Lebens zu verwandeln, sind (sportliche) Bewegung, Meditation (Beobachtung des Atems) und weitere Aufstellungen.

54 Vgl.: Ruppert et al. (2014) und Grof (2006)

Aufstellungen mit inneren Anteilen geben nicht nur bedeutsame Informationen, sie unterstützen die Person auch bei der Überwindung von dissoziativen Zuständen. Dissoziation bezeichnet die Trennung von etwas, das zusammengehört. Wenn in der Aufstellung traumatisierte Anteile, Überlebensanteile und gesunde Anteile gleichzeitig auf der Bühne erscheinen, arbeiten sie an der Aufhebung der Spaltung. Denn Spaltung heißt, entweder das Eine oder das Andere, auf keinen Fall beides gleichzeitig.

In der nächsten Sitzung näherte sich Tina ihrem dreijährigen Anteil an. Sie bezieht die Dreijährige jetzt in ihren Alltag mit ein, spricht mit ihr, besucht sie an ihrem sicheren Ort und arbeitet mit der Übung „Das innere Kind heilen" im dritten Teil dieses Buches. Der Erfolg dieser Arbeit ist, dass sie sich getraut hat, ihrem Chef zu sagen, was sie zum Gelingen eines beruflichen Projekts beigetragen hat, ohne sich dabei unwohl zu fühlen.

Daniela (42 Jahre alt): „Ich schäme mich vor meinen Kindern“

Daniela hat zwei Kinder im Jugendalter. Hin und wieder trinkt sie zu viel Alkohol. Sie merkt nicht, wann es zu viel ist. Bei der letzten Familienfeier ist sie vom Stuhl gefallen, konnte nicht mehr stehen und musste von ihrem Mann nach Hause gebracht werden. Sie schämt sich, dass ihre Kinder sie so gesehen haben und möchte durch eine Aufstellung herausfinden, warum sie nicht spürt, wann es genug ist, damit ihr so etwas nie mehr passiert. Da Scham für sie ein großes Thema ist, frage ich, ob sie Erfahrungen mit sexuellem Missbrauch habe. Daraufhin erzählt sie, dass sie von ihrem sechsten bis zwölften Lebensjahr von ihrem zwölf Jahre älteren Halbbruder missbraucht wurde. Bis jetzt weiß nur ihr Mann davon, da sie noch mit niemandem sonst darüber gesprochen hat.

Positionen:

Erwachsene Daniela (Fokus)

Ressource

Sechsjährige

Zwölfjährige

Als Ressource nennt sie ihre ehrenamtliche Tätigkeit als Altenhelferin. In dieser Rolle fühlt sie sich kompetent und handlungsfähig.

Der Aufstellungsprozess (Aufstellung mit Bodenankern):

Nachdem Daniela die Bodenanker im Raum aufgelegt hat, sucht sie sich einen neutralen Platz, von dem aus sie alle Positionen sehen kann. Wir starten auf dem neutralen Platz. Daniela fällt auf, dass sie die „Sechsjährige“ in die am weitesten entfernte Ecke des Raumes platziert hat. Und zwar so, dass nur die Hälfte des Bodenankers sichtbar ist, die andere Hälfte ist unter einem Sideboard verborgen. Der Fokus ist in der Mitte des Raumes und blickt in die entgegengesetzte Richtung, weg von der „Sechsjährigen“ und weg von der „Zwölfjährigen". Die Ressource ist neben dem Fokus mit gleicher Blickrichtung platziert.

Ich frage Daniela, ob es von ihr die innere Erlaubnis gebe, sich ihren jüngeren Anteilen zuzuwenden, da sie sich im Aufstellungsbild ja total von ihnen abwendet. Daniela zuckt kurz zusammen und beginnt ein wenig zu zittern. Ich teile ihr meine Wahrnehmung ihrer körperlichen Reaktion mit und dann arbeiten wir an ihrem Gefühl der Sicherheit im Hier und Jetzt. Verbunden mit ihrer Ressource fühlt sie sich daraufhin ausreichend gestärkt und möchte sich nun der „Sechsjährigen" zuwenden.

Sie begibt sich auf den Platz des Fokus und sagt zur „Sechsjährigen": „Ich sehe dich. Das, was du durchgemacht hast, war schwer." Daniela beginnt zu weinen. Ich stehe neben ihr und bezeuge ihr: „Ja, es war schlimm!" Dabei lege ich ihr, mit ihrem Einverständnis, meine Hand auf den Rücken. Nach einer Weile fasst sie sich wieder und geht mit ihrer Ressource in Verbindung.

Ich bitte sie, nun mit der „Zwölfjährigen" in Kontakt zu gehen und ihr zu sagen: „Du hast großen Mut bewiesen! Du hast den übergriffigen Bruder abgewiesen. Ich achte deine Verzweiflung und deine Kraft." Daniela fühlt Stolz und Verzweiflung. Ich leite sie an, zwischen dem Gefühl von Stolz und dem Gefühl von Verzweiflung zu pendeln und sich dann auf den Platz der Ressource zu stellen. Hier fühlt sie sich erwachsen und es kommt ihr der Gedanke, dass sie Herrin der Lage sein kann; dass das Gefühl der Verzweiflung sie nicht völlig im Griff hat.

Wir beenden die Aufstellung auf dem neutralen Platz. Daniela ist froh, dass sie diesen Schritt gemacht hat und entscheidet sich, weitere psychologische Hilfe in Anspruch zu nehmen.

Reflexion:

Das Zusammensein mit Familienmitgliedern hat Danielas traumatische Erfahrungen als Kind getriggert und ihre inneren Feuerbekämpfer aktiviert. Feuerbekämpfer sind Überlebensanteile oder Beschützer, die verhindern wollen, dass die traumatische Erfahrung ins Bewusstsein gelangt, ohne Rücksicht auf Verluste. Ihre bisherige Überlebensstrategie war der feste Grundsatz: „Mit dem Missbrauch habe ich abgeschlossen. Das interessiert mich nicht mehr." Auf diese Weise wurde das Trauma ins Unbewusste gedrängt, aber nicht geheilt. Und daher bleibt es weiter aktiv. Es verursacht ein Ungleichgewicht im inneren System, welches die Balance dadurch wiederherstellen möchte, dass es das ursprüngliche Traumagefühl (Ohnmacht, Kontrollverlust) immer wieder inszeniert. Daniela erlebt bei der Familienfeier das Verlieren der Kontrolle in Bezug auf ihren Alkoholkonsum und in Bezug auf ihre Muskelfunktionen. All das erinnert an ihr Ausgeliefertsein, ihre Hilflosigkeit und Ohnmacht in der Missbrauchssituation.

Mit der Aufstellung und ihrer Bereitschaft, an sich zu arbeiten, hat nun ihr Selbst die Führung übernommen. Sich dem Schmerz zu stellen und die über Jahrzehnte geprägten Überlebensstrategien abzulegen, ist kein leichter Weg, aber einer, der sich lohnt.

2.6. Den eigenen Raum in Besitz nehmen – Lösung von symbiotischen Verstrickungen mit der Mutter- und Vaterlinie

Be yourself, everyone else is already taken

Oscar Wilde

2.6.1. Symbiotische Verstrickung oder unbewusstes Identifiziertsein mit der Mutter/dem Vater

Ich beziehe mich hier vor allem auf die Ausführungen von Ernst Robert Langlotz (systemischer Psychiater und Psychotherapeut; systemische Selbstintegration mittels Aufstellungen) und Jochen Peichl (Facharzt für Psychosomatik und Psychotherapie; hypno-systemischer Ansatz) und interpretiere ihre Erkenntnisse und Erfahrungen im Lichte einer lehr- und lernbaren Aufstellungspraxis im Zusammenhang mit symbiotischen Verstrickungen.

Um klar Ich zu sein, muss ein Mensch sich selbst kennen, sich im eigenen Inneren zuhause fühlen. Ein Mensch, der im Raum seines Ich zuhause ist, hat Zugang zu den eigenen Bedürfnissen, Gefühlen und Überzeugungen und kann sich an ihnen orientieren. Er kann klar zwischen Eigenem und Fremdem unterscheiden.

Das, was nicht in den eigenen Identitäts-Raum gehört, wird als Introjekt bezeichnet. In den eigenen Raum können folgende Introjekte gelangen:

- verstorbene Angehörige, von denen wir uns nicht verabschieden konnten,
- fremde Überzeugungen – „Glaubenssätze" – die wir übernommen haben, und
- traumatische Ereignisse aus unserer eigenen Biografie, aber auch aus unserem Familiensystem.

Die Identifikation mit Introjekten bestimmt das Identitätsgefühl, die Wahrnehmung, und das eigene Verhalten. Die Identifikation mit Fremdem geschieht unbewusst; das heißt wir realisieren nicht, wenn wir ein durch Introjekte fremdbestimmtes Leben führen. Die gute Nachricht: Aufstellungen mit inneren Anteilen unterstützen den Bewusstwerdungsprozess.

Identifiziert sich jemand als Erwachsener mehr mit dem Fremden als mit dem Eigenen, so spricht man von „symbiotischer Verstrickung". Eine symbiotische Verstrickung mit der Mutter oder dem Vater entsteht, wenn es einem Kind nicht gelingt, eine gesunde, vertrauensvolle Beziehung zu seinen Eltern aufzubauen. Wenn das Kind nicht die Liebe bekommt, die es braucht, kann es sich nicht sicher und geborgen fühlen. Es wird alles versuchen, um doch noch von den Eltern liebevoll wahrgenommen zu werden, indem es vielleicht still ist oder wütend und trotzig, traurig und zurückgezogen oder sich sonst irgendwie auffällig verhält. Bekommt es trotz allem nicht die Zuwendung und Geborgenheit, die es braucht, dann spaltet das Kind die eigenen Gefühle und Bedürfnisse ab und verinnerlicht an dieser Stelle die Bedürfnisse und Haltungen der Mutter/des Vaters (= Identifikation). So schützt sich das Kind vor übermäßiger Angst, vor absoluter Ohnmacht und Hilflosigkeit oder auch vor extremen Scham- und Schuldgefühlen (= Überlebensstrategien). Doch die Gefühle und Bedürfnisse des Kindes existieren trotzdem weiter, nur außerhalb seiner Wahrnehmung.

Verhaltensweisen, die aus symbiotischen Verstrickungen mit der Mutter/dem Vater resultieren sind beispielsweise:

- Verachtung eigener Schwäche,
- sich übergriffigen Menschen unterwerfen,
- Überanspassung, Harmoniesucht,
- Autodestruktivität,
- eigenes Opfersein verleugnen (z.B.: Ich bin nicht geschlagen worden.),
- Verzicht auf ein eigenes Leben mit Partner (und Kindern).

Da der Mensch von Beginn seines Lebens an ganz intensiv mit dem Körper und den Empfindungen der Mutter verbunden ist, geht Franz Ruppert davon aus, dass der Mensch um klar Ich zu sein, sich in erster Linie von seiner Mutter unterscheiden lernen muss.[55]

Unbewusstes Identifiziertsein mit der Mutter (dem Vater) schränkt die eigenen Lebensmöglichkeiten ein und führt zu permanenter Reinszenierung vergangener Muster. Wie zum Beispiel bei jenem Mann, den ich hier Tom nennen möchte. Tom rief mich vor Kurzem an, weil er depressiv sei, nicht hinaus komme und gerne meine Unterstützung hätte. Ich dachte zunächst, dass Tom möglicherweise aufgrund der Corona-Maßnahmen in diesen Zustand gerutscht war, doch dann sagte er mir, dass er auch vor Corona keine sozialen Kontakte hatte, außer zu seiner Mutter. Er sei 35 Jahre alt und schlafe immer noch neben seiner Mama und er wolle jetzt da raus. Spätestens da war klar, dass Tom mehr brauchte als eine psychologische

55 Ruppert und Banzhaf (2017) S. 21

Beratung. Ich wollte ihm dennoch einen Termin anbieten, um ihn in seiner Autonomiebestrebung nicht abzuweisen und um ihm gegebenenfalls geeignete Therapiemöglichkeiten nahe zu bringen. Als es dann darum ging, einen Termin für ein Beratungsgespräch zu vereinbaren, rief er seiner Mutter und gab ihr sogleich den Hörer in die Hand. Die Mutter war nicht erfreut über den Vorstoß ihres Sohns und meinte kurzangebunden, sie habe im Moment so viele Termine und überhaupt keine Zeit, jetzt für ihren Sohn etwas auszumachen. Ich erkannte die Aussichtslosigkeit und beendete das Telefonat mit einem Gefühl von Befremdung und nachdenklicher Berührtheit. Dann fiel mir ein, dass mich diese Frau selbst vor einigen Monaten telefonisch wegen ihres Sohnes kontaktiert hatte, weil er ständig zu Hause herum hänge und nichts tue. Damals sagte ich zu ihr, dass der Sohn sich mit mir selbst in Verbindung setzen muss, wenn er von mir psychologische Unterstützung möchte. Daraufhin hatte sie ihm ebenfalls sogleich den Hörer in die Hand gegeben und er gab mir dann zu verstehen, dass er im Moment zu wenig Antrieb habe, um einen Termin zu vereinbaren. Das Beispiel zeigt, dass bei Tom und seiner Mutter die symbiotische Verstrickung sehr tief geht und sie in einem Lebensmuster festhängen, das sie ungesund aneinander bindet. Macht die Mutter eine Autonomiebewegung, spürt der Sohn dies als Bedrohung und blockiert. Macht der Sohn sich auf die Suche nach seinem eigenen Leben, dann hält die Mutter ihn zurück.

2.6.2. Symbiotische Verstrickung oder unbewusstes Identifiziertsein mit anderen Personen

Aus Familienaufstellungen wissen wir, dass die Verweigerung der Zugehörigkeit durch das Ausschließen, Vergessen oder nicht Erwähnen von Familienmitgliedern oder von Menschen, die schicksalhaft an das Familiensystem gebunden sind, dazu führt, dass Nachkommen völlig unbewusst deren Schicksal wiederholen. Sie sind also in gewisser Weise mit einer anderen Person identifiziert, die sie persönlich meist gar nicht kennen.

Die Identifikation kann sich ausdrücken im

- nachahmen von traumatischen Gefühlen und bestimmten Verhaltensweisen,
- in den Tod nachfolgen wollen („Ich folge dir nach in den Tod; dann bin ich nicht allein und du bist nicht allein."),
- sich opfern („Ich trage es für dich."),
- ausgleichen wollen („Dir erging es schlecht, darum darf es mir auch nicht gut gehen."),
- sühnen wollen („Dir ist großes Unrecht geschehen, darum verzichte ich als Wiedergutmachung auf mein Glück").

Beispiel für unbewusste Identifikation: Der Bruder von Frau B. ist mit drei Jahren gestorben noch bevor Frau B. auf der Welt war. Die Eltern sind untröstlich über diesen Verlust. Als ein Jahr später Frau B. geboren wird, sind sie immer noch in ihrem Schmerz über das verstorbene Kind gefangen und nehmen das neugeborene Mädchen nicht wirklich als eigenes Wesen wahr. Wie eine Brille schiebt sich das verstorbene Kind über die Augen der Eltern, wenn sie das Mädchen anschauen. Frau B. repräsentiert somit von Anfang an unbewusst den vor ihrer Geburt verstorbenen dreijährigen Bruder. Dadurch verzichtet sie in vielerlei Hinsicht auf ihre eigenen Gefühle und Bedürfnisse und auf ihr weibliches Wesen. Sie identifiziert sich mit dem Bruder. Die Eltern, ihrerseits, können das lebende Kind in seiner Einzigartigkeit nicht richtig wahrnehmen und bleiben seelisch auf das verstorbene Kind ausgerichtet, das im System fehlt. Da diese Prozesse unbewusst ablaufen, muss Frau B. erst einmal die Identifikation mit dem verstorbenen Bruder erkennen, um sich von ihm differenzieren zu können. Lösungssätze zur Differenzierung („Ich bin ich und du bist du") und Abgrenzung („Du bist tot und ich lebe. Du bist der Erstgeborene und ich die Zweite.") vom früh verstorbenen Bruder führen sie zurück in ihr ganz eigenes Wesen, das sich nun in den eigenen Raum hinein ausdehnen kann.

Familienaufstellungen sind eine probate Methode, um sogenannte Verstrickungen mit Personen aus dem Familiensystem und an das Familiensystem gebundene Personen (auch Generationen übergreifend) ans Licht zu bringen und aufzulösen.

2.6.3. Bewusstsein für den eigenen Raum schaffen

Wenn in Aufstellungen mit inneren Anteilen eine andere Person auftaucht, ist das Modell des eigenen Raums hilfreich. Der Aufstellungsleiter macht dem Klienten dessen eigenen Raum durch das Auflegen einer Grenze (z.B. Wollfaden, Schal) bewusst. Auch der Stuhlkreis, innerhalb dessen die Aufstellung mit Stellvertretern stattfindet, markiert gewissermaßen den eigenen Raum des Aufstellers. Der aufstellungstechnisch dargestellte Raum repräsentiert die eigene Identität des Klienten und bietet ihm Sicherheit. Steht eine fremde Person im Raum des Klienten, dann kann der Aufstellungsleiter den Klienten einladen, die fremde Person aufzufordern, aus dem eigenen Raum hinauszugehen oder der Stellvertreter wird gebeten, den Raum des Klienten zu verlassen. Manchmal schiebt der Klient die fremde Person auch aus dem eigenen Raum hinaus. Wichtig dabei ist, darauf hinzuweisen, dass keine Gewalt angewendet wird. Diese Abgrenzungsrituale sind sehr kraftvoll.

Ebenso wie bei der Annäherung an traumatisierte Anteile ist bei der Abgrenzung von identitätsfremden Personen auf die innere Stabilität der Klienten zu achten. Es ist darauf zu achten, dass die Klienten nicht in ein kindliches Gefühl regredieren und erwachsen bleiben. Um die Klienten zu stabilisieren, sind Übungen zur Zentrierung im Körper ebenso hilfreich wie die Unterstützung durch Ressourcenanteile (siehe Übungen zur Stabilisierung und Orientierung im Hier und Jetzt).

2.6.4. Abgrenzung von der Mutter/vom Vater

Traumatisierte Eltern traumatisieren ihre Kinder. Schuldgefühle oder Vorwürfe gegenüber den Eltern halten das mittlerweile erwachsene Kind in der Opferrolle fest und binden es an die Vergangenheit. Das

Kind damals war abhängig und wehrlos, aber die erwachsene Person kann sich wehren. Durch das Bewusstsein des eigenen Raums ist es möglich, eine gesunde Distanz zur Mutter bzw. zum Vater einzunehmen. Sie wird im Aufstellungsfeld durch eine optische Grenze sichtbar gemacht.

Im Schutz des eigenen Raums wirken folgende Sätze als lösend:[56]

- Mama, du bist du, und ich bin ich.
- Papa, du bist du, und ich bin ich.
- Ich nehme das, was du mir zugemutet hast als Herausforderung an, an der ich wachsen kann.
- Wenn ich es mir damals erlaubt hätte, dann hätte ich dich dafür gehasst! Und ich stehe dazu.
- Ich danke dir für mein Leben. Ich achte es, indem ich es schütze, und ich schütze es auch vor dir.
- Ich bin jetzt erwachsen. Es gibt kein Zurück.

Kinder fühlen instinktiv, was ihre Eltern brauchen (von ihren eigenen Eltern gebraucht hätten oder vom Partner brauchen würden) und stellen ihnen ihre eigene Energie zur Verfügung. Das dient weder den Eltern noch der eigenen Autonomieentwicklung, denn die einzige Person, die ihre Energie wirklich braucht, ist die Person selbst. Der Aufstellungsleiter kann die Klienten einladen, die Energie, die sie Mutter oder Vater zur Verfügung gestellt haben, mit offenen Händen aus der Luft einzusammeln und zurück ins eigene Herz zu bringen (Hände auf die Herzregion legen oder an eine andere Stelle am Körper, der die Energie wohl tut).

Inneres Abgrenzungsverbot

Meist geht das In-Besitz-Nehmen des eigenen Raums und die Abgrenzung gegenüber der Mutter oder dem Vater mit Schuldgefühlen einher. Es fühlt sich für die Person so an, als ob es ihr nicht erlaubt wäre, ganz sie selbst zu sein; als ob ihr das Recht auf ihr eigenes Le-

56 Vgl.: Langlotz (2015)

ben von jemand anderem (der Mutter, dem Vater oder ?) eingeräumt werden müsste. Selbstverständlich kann ihr niemand dieses Recht einräumen. Die Tatsache, dass jemand lebt, impliziert dessen Recht, hier zu sein, lebendig zu sein, zu wachsen und zu gedeihen.

Es fühlt sich vielleicht so an, als ob die Person dann auf die Nähe der anderen Personen verzichten müsste. Hier ist die Frage, auf welche Nähe verzichtet wird. Das Kind ist zu hundert Prozent von den Eltern (primären Bezugspersonen) abhängig und braucht deren Nähe und Fürsorge, um zu überleben. Dafür gibt es, wenn nötig, auch sein Ich preis. Das heißt, es passt sich an, identifiziert sich und spaltet seine eigenen Gefühle und Bedürfnisse ab (= Überlebensstrategie). Dies bewirkt keine echte Nähe. Ein sich Nahe kommen ist nur möglich, wenn diejenigen, die sich nahe kommen, voneinander abgegrenzte Individuen sind. Ein Kind, das sein Ich preisgegeben hat, ist kein wahres Gegenüber. Eine erwachsene Person, die auf diese Weise an der Mutter oder dem Vater festhält, beraubt sich eigener Entfaltungsmöglichkeiten. Manche Klienten argumentieren aus dem inneren Abgrenzungsverbot heraus, sie könnten an der Beziehung zur Mutter oder zum Vater jetzt nichts mehr ändern, weil die Eltern schon alt und immer mehr auf ihre Hilfe angewiesen seien. Damit untermauern sie den Status quo der verstrickten Beziehung. Sie handeln dann eher aus einem Gefühl der Schuld heraus und weniger aus einem Verantwortungsgefühl, das auf liebevollen und fürsorglichen Empfindungen beruht. Es macht einen großen Unterschied, ob jemand anderen aus einem Gefühl der Liebe heraus hilft oder aus einem Gefühl der Verpflichtung. Ersteres ist unbeschwert und heiter, zweiteres dagegen eine Plackerei.

Wenn im Beratungsprozess innere Abgrenzungsverbote auftauchen, hilft es daher, sich auf folgende Tatsachen zu besinnen:

- Nur wenn ich Ich bin, habe ich die Chance, gesehen zu werden und echte Nähe und Zuwendung zu erfahren.
- Nur wenn ich Ich bin, bin ich wirklich liebesfähig.
- Nur wenn ich Ich bin, erschließt sich mir mein Leben in seiner Fülle.

- Ich habe ein Recht auf meinen eigenen Raum/auf mein eigenes Leben.

Abgrenzung schafft Klarheit in Beziehungen und lässt die unbewusst aufgestaute Aggression abfließen.

2.6.5. Beispiele: Symbiotische Verstrickung

Eva-Maria (42 Jahre alt): „Mein Vater bevormundet mich“

Eva-Maria ist ein Einzelkind. Ihr Vater ist sehr dominant und erträgt es nicht, wenn seine Sicht der Dinge in Frage gestellt wird. Er sieht nicht, wie stark und erfolgreich seine Tochter ist und glaubt, dass sie auf allen Ebenen scheitert, wenn sie etwas anders macht, als er es ihr vorgibt. Die Beziehung zu ihm ist geprägt von Konflikten und Kontaktunterbrechungen.

Ich frage sie, ob sie sich vorstellen kann, ihren eigenen Raum dem Vater gegenüber zu verteidigen. Sie stimmt zu und ich erkläre dann die Vorgehensweise.

Positionen:

Eva-Maria

Der innere Raum von Eva-Maria

Der Vater

Später dazu: Der kindliche Anteil des Vaters

Der Aufstellungsprozess (Aufstellung in der Gruppe):

Eva-Maria sucht sich einen Platz im Raum und stellt sich dort selbst hin. Der innere Raum von Eva-Maria wird mit einem dicken Wollfaden in zwei Kreisen rund um Eva-Maria gelegt. Nun geht es für Eva-Maria darum, ein Bewusstsein für ihren eigenen Raum zu schaffen, indem sie die Arme ausbreitet, sich in ihrem Raum dreht, die Grenze abschreitet, Sätze ausspricht wie: „Das ist mein Raum.“ „Dieser Raum gehört mir, nur mir.“ Sobald sich bei ihr ein Gefühl für ihren eigenen Raum eingestellt hat, wird der Stellvertreter des Vaters gebeten, sich außerhalb des Raumes von Eva-Maria einen Platz zu suchen. Der Vater stellt sich hinter den Rücken von Eva-Maria, also so, dass sie ihn nicht sieht. Auf die Frage, wie er seine Tochter und deren

Raum wahrnimmt, äußert er: „Ich sehe meine Tochter. Ich hätte mich gleich neben sie gestellt, wenn du (= Aufstellungsleiterin) das zugelassen hättest. Die Grenze, also der Wollfaden da interessiert mich überhaupt nicht und mein Impuls ist, einfach drüber zu gehen, näher zu Eva-Maria hin."

Jetzt frage ich Eva-Maria, ob sie gehört hat, was der Vater gesagt hat. Sie antwortet: „Jedes Wort!" „Und es macht mich wütend und traurig." Sie dreht sich um, schaut den Vater an und sagt ihm: „Das ist mein Raum. Hier hast du nichts verloren. In meinen Raum ist nur für mich selbst Platz! Du gehörst in deinen eigenen Raum."

Der „Vater" hört ihr gar nicht richtig zu und sucht stattdessen einen Weg, unbemerkt in den Raum von Eva-Maria einzudringen. Da dieses unbemerkte Hineinschlüpfen wollen kindlich verspielt anmutet, ziehe ich mit der kataleptischen Hand den „kindlichen Anteil des Vaters" heraus und frage den Stellvertreter des Vaters, wie er sich jetzt fühlt. Der Stellvertreter des Vaters kommt sich jetzt erwachsener vor und hat mehr Klarheit in Bezug auf seine Tochter und ihren Raum. Ich wähle einen Stellvertreter für den „kindlichen Anteil des Vaters" aus und stelle ihn neben den „Vater". Der „kindliche Anteil des Vaters" verspürt sofort den Impuls, in den Raum von Eva-Maria hinein zu gehen.

Zur Abgrenzung und Differenzierung lasse ich Eva-Maria den „kindlichen Anteil des Vaters" an der Grenze zurückweisen, wie Ernst Robert Langlotz das praktiziert. Dazu bewegt sich der Stellvertreter des kindlichen Anteils des Vaters auf die Grenze von Eva-Maria zu und sobald er sie erreicht, sagt sie „Stopp" und bremst ihn mit der Hand an seiner Schulter ab. Diese Geste soll mit moderatem Kraftaufwand vollzogen werden, damit niemand verletzt wird. Sie kann zwei, dreimal wiederholt und mit dem Schrei eines Raubtiers untermauert werden.

Um das Ganze abzurunden, lade ich Eva-Maria ein, das Bild vom erwachsenen Vater und seinem kindlichen Anteil nochmal auf sich wirken zu lassen und dann dem erwachsenen Vater zu sagen: „Das ist dein kindlicher Anteil. Ich kann für ihn nichts tun. Nur du kannst dich um ihn kümmern."

Damit wird die Aufstellung beendet und die Stellvertreter aus den Rollen entlassen. Eva-Maria strahlt. Sie fühlt sich ganz in ihrer Kraft.

Reflexion:

Die Aufstellung zeigt, dass die permanente Grenzüberschreitung des Vaters damit zu tun hat, dass er seinen traumatisierten und ins Unbewusste verbannten Kindanteil bei seiner Tochter „parkt“. Es ist der unbewusste Versuch des Vaters, Heilung für seinen als Kind erfahrenen Schmerz zu finden. Die kindliche Liebe der Tochter ist so groß, dass sie alles tut, um dem Vater zu helfen und so stellt sie ihm – ebenfalls unbewusst – ihren Raum zur Verfügung.

Diese unbewussten Dynamiken sind sehr mächtig und können nur durch Einsicht und bewusste Abgrenzung der erwachsenen Tochter verändert werden. Durch die in der Aufstellung geübte Haltung, dem Vater nicht mehr als Projektionsfläche zur Verfügung zu stehen – weil es ohnehin nichts hilft – löst sie sich aus seiner Okkupation.

Barbara (37 Jahre alt): „Ich möchte spüren, dass ich Ich bin"

Von außen betrachtet, steht Barbara gut im Leben (verheiratet, drei Kinder, schöner Beruf). Innerlich kann sie nicht zu sich stehen, vor allem ihrer Mutter gegenüber fällt es ihr schwer, für sich einzustehen. Sie bekommt ein schlechtes Gewissen, wenn sie anders denkt und handelt als ihre Mutter es erwartet. Die Mutter hat Barbara mit Unterstützung von Pflegeeltern allein groß gezogen. Den Vater hat Barbara erst nach der Geburt ihres ersten Kindes kennengelernt. Die Mutter ist nervlich labil.

Ich frage Barbara, wie es sich in ihrem Körper anfühlt, wenn sie nicht zu sich steht. Sie sagt, dass sie wenig Luft bekomme und Druck auf dem Herzen spüre. Die Beine seien schwer und unbeweglich. Dann hole ich sie wieder ganz in die Gegenwart und sage ihr, wie wir weiter arbeiten können.

Positionen:

Barbara

Mutter von Barbara

Später dazu: Die unterstützenden Helfer der Mutter

Der Aufstellungsprozess (Aufstellung mit Stühlen im Einzelsetting):

Ich stelle Barbara einen Stuhl gegenüber und lade sie ein, in der Vorstellung ihre Mutter darauf Platz nehmen zu lassen. Sobald sie ein inneres Bild ihrer Mutter bekommt, frage ich sie, wie sie die Mutter auf dem Stuhl wahrnimmt. In ihrem Bild sitzt die Mutter mit hängenden Schultern, schwach und traurig da und blickt irgendwie ins Leere. Ich ermuntere Barbara, ihre Mutter anzusprechen und sie zu bitten, dass sie Barbara anschaut. Als sich die Mutter ihr zuwendet, sagt sie ihr: „Hallo Mama, schön, dass du da bist. Ich möchte dir gerne ein paar Dinge sagen." Nachdem die Mutter zugewandt bleibt, spricht sie weiter: „Ich bin ich, und du bist du. Du lebst dein Leben, und ich lebe mein Leben."

Die Mutter zeigt sich sehr bedürftig und scheint nicht ganz zu verstehen, was Barbara meint. Ich frage Barbara, ob ihre Mutter professionelle Unterstützung habe und sie bejaht. Die Mutter ist medikamentös eingestellt (Antidepressiva) und geht ab und an zu einer Psychologin. Sie hat fünf Geschwister, von denen sich die meisten auch liebevoll um sie bemühen und sie hat einen Partner, der mit ihr zusammenwohnt.

Nun stelle ich zwei weitere Stühle links und rechts neben den Stuhl der Mutter; den einen für die Unterstützung aus der Familie und vom Partner, den anderen für die professionelle Unterstützung. Die Mutter so eingebettet zu sehen, fühlt sich für Barbara gleich viel leichter und freier an. Sie spürt ein Kribbeln in den Beinen und kann besser durchatmen. Barbara kann ihr jetzt sagen, was ihr schon lange am Herzen liegt, aber sie sich bisher nicht getraut hat auszusprechen. Der Druck auf ihrem Herzen geht daraufhin ganz weg und sie fühlt einfach nur Dankbarkeit. An diesem Punkt beenden wir die Aufstellung.

Reflexion:

Die Mutter ist emotional bedürftig und sucht unbewusst Halt bei ihrem einzigen Kind Barbara. Das ist eine Umkehr der Rollen (Parentifizierung). Die Tochter möchte der Mutter deren Belastung abnehmen und sie retten. Sie muss dafür ihre eigenen (kindlichen) Bedürfnisse zurücknehmen. Sie tut nichts, was die Mutter aus der Balance bringen könnte und internalisiert deren Bedürfnisse. Die Folgen für Barbara sind, dass sie nicht mehr klar spüren kann, wo ihr Ich anfängt und das Ich der Mutter aufhört.

Barbara ist jetzt selbst Mutter von drei kleinen Kindern, sodass die Vermittlung zwischen den Erwartungen ihrer Mutter und den Bedürfnissen ihrer Familie zu einem unbewältigbaren „Interessenskonflikt“ führt, den sie als Druck fühlt, der sie unbeweglich macht. Die Differenzierung und Abgrenzung von der Mutter sind für Barbara die Voraussetzung, um ihre eigenen Bedürfnisse zulassen zu können.

Das Aussprechen ihrer Gedanken und Wünsche gegenüber der Mutter und damit ein Stehen im eigenen Ich, ist Barbara dadurch möglich, dass sie die Mutter zum Einen als Gegenüber mit Blickkontakt wahrnimmt und zum anderen eingebettet sieht in ein stützendes Umfeld. Selbst wenn Barbara im realen Leben ihre Gedanken und Wünsche der Mutter gegenüber so nicht artikuliert, hat sie jetzt doch ein neues inneres Bild von ihrer Mutter und eine positive körperliche Erfahrung verankert.

Bernhard (33 Jahre alt): „Ich opfere mich auf für nichts"

Bernhard verliert sich selbst in Beziehungen. Nach zehnjähriger Partnerschaft wusste er nicht mehr, wer er selbst ist. Freunde nutzen ihn aus; in Arbeitsbeziehungen arbeitet er, ohne die gemäße Anerkennung zu bekommen. Wenn er dann irgendwann wütend wird, zerbricht die Beziehung. Bernhard möchte in Beziehungen zu sich selbst stehen können und als Gegenüber akzeptiert und wertgeschätzt werden.

Positionen:

Fokus von Bernhard

Anteil, der sich in Beziehungen aufopfert

Anteil, der zu sich selbst steht

Später dazu: Selbst von Bernhard

Der Aufstellungsprozess (Aufstellung in der Gruppe):

Fokus von Bernhard: „Ich schaue ins Leere."

Anteil, der sich aufopfert: „Ich habe keinen Bezug zum Fokus."

Anteil, der zu sich selbst steht: „Ich habe auch keinen Bezug zu Bernhard, ich fühle mich eher wie eine Großmutter oder so ähnlich."

Fokus: „Ich spüre einen inneren Auftrag. Ich kann nicht genau sagen, was das ist."

Anteil, der sich aufopfert: Die Stellvertreterin schaut von oben herab auf den Fokus und sagt befehlend: „Du musst den Auftrag ausführen!"

Ich frage Bernhard, ob er mit dem etwas anfangen kann, ob er so etwas wie einen inneren Auftrag verspüre und es stellt sich heraus, dass er immer den Anspruch habe, sich für absolute Gerechtigkeit einzusetzen. Er ist von Beruf Jurist, wie sein Vater und sein Großvater. Sein Großvater sollte katholischer Priester werden, hat das Theologiestudium abgebrochen, geheiratet und eine juristische Laufbahn eingeschlagen.

Der Anteil, der zu sich selbst steht, wird zur Urgroßmutter, die den Großvater zum Priesterberuf gedrängt hat.

> Fokus: „Mir wird gerade klar, dass der Anteil, der sich aufopfert, den Auftrag der Urgroßmutter ausführt."

Ich nehme einen Stellvertreter für das Selbst von Bernhard dazu und stelle ihn neben den Fokus von Bernhard. Die beiden schauen sich freundlich an.

> Fokus: „Das Selbst gibt mir Kraft." Und nach einer kurzen Weile: „Jetzt möchte ich der Urgroßmutter sagen, dass mich ihr Auftrag nichts angeht."

Ich biete ihm folgende Sätze an: „Das Leben ist gut weitergegangen. Es gibt keinen Grund zur Sühne. Bitte schau freundlich, wenn ich aufhöre, mich aufzuopfern und beginne, mein Leben zu genießen."

> Anteil, der sich aufopfert: „Ich kann jetzt ruhig dastehen, bin gesammelt und empfinde Freude. Zum Fokus habe ich jetzt einen guten Kontakt."

Reflexion:

Es handelt sich hier um ein transgenerational weiter gegebenes Trauma, das sich in Selbstaufopferung für idealisierte Gerechtigkeit äußert. Der intensive Wunsch der Urgroßmutter, ihr Sohn möge katholischer Priester werden, war verknüpft mit Erwartungen, die etwas mit Sühne, Erlösung und göttlichem Segen für die Familienmitglieder zu tun hat. Durch die Wahl eines weltlichen Berufs wurde in der Vorstellung der Urgroßmutter und ihres Sohnes der „gottgewollten" Sühne nicht Genüge getan und Strafe befürchtet. Wenn man bedenkt, welche Macht die Kirche und ihre Erlösungsvorstellung damals hatten, dann wird begreiflich, wie traumatisierend die Angst vor einem strafenden Gott und der ewigen Verdammnis sein konnte. Als Jurist dient der Großvater Gott, indem er für absolute Gerechtigkeit sorgen will. Ein Ding der Unmöglichkeit und letztlich eine Überlebensstrategie, die sich über Generationen fortgesetzt hat. Der Großvater hat seinen Sohn (= Vater von Bernhard) gezwungen, Jurist zu werden, obwohl dieser lieber einen medizinischen Beruf ergriffen hätte. Und Bernhard wählte ebenfalls die juristische Laufbahn. Die Aufstellung hat deutlich gemacht, wo der unbewusste Auftrag, sich aufzuopfern hingehört und Bernhard konnte sich dadurch von ihm distanzieren. Das Selbst erweist sich als kraftvolle Ressource, mit der er sich selbst besser spürt.

Patrick (42 Jahre alt):
„Ich möchte mit meinem Vater besser klar kommen“

Patrick ist in einer Partnerschaft und hat zwei Kinder. Im Interesse seiner kleinen Familie möchte er Schritte unternehmen, um mit seinem Vater besser klar zu kommen. Immer wieder gerate er mit dem Vater in Streit, wobei sie sich auch schon gegenseitig geschlagen haben.

Positionen:

Patrick

Erwachsenes Selbst von Patrick

Kindliches Selbst von Patrick

Vater

Der Aufstellungsprozess (Aufstellung in der Gruppe):

Patrick stellt sein „Kindliches Selbst“ in die Mitte des Raumes und den Vater direkt daneben. Sein „Erwachsenes Selbst“ stellt er in großem Abstand dazu auf. Für sich selbst wählt er einen Platz, wo er alle Positionen überblickt.

Der Stellvertreter des Vaters ist auf die Knie gesunken und starrt unbeweglich vor sich hin. Der Stellvertreter des „Kindlichen Selbst“ zupft leise am Hemdkragen des „Vaters“, der unverändert in seiner eingefrorenen Position verharrt.

> Kindliches Selbst: „Ich möchte, dass der Vater mich sieht. Ich versteh nicht, warum er so unbeweglich ist.“
>
> Erwachsenes Selbst: „Mir geht es schlecht, wenn ich den Kleinen und den Vater so sehe. Es macht mich mit der Zeit auch wütend.“

Ich frage Patrick, ob im Leben des Vaters etwas Schlimmes passiert ist. Patrick überlegt und sagt dann, dass der Vater mit dem Auto ein Kind überfahren habe, das am Unfallort verstarb. Patrick war damals gleich alt wie das getötete Kind. Ich erkläre Patrick, dass dieses Ereignis für den Vater traumatisierend war und er in der Schockstarre stecken geblieben ist. Schockstarre bedeutet, dass er keinen Zugang zu seinen Gefühlen hat und die Umwelt und vor allem seinen eigenen Sohn nur eingeschränkt wahrnehmen kann. Patricks intensivster Wunsch ist, der Vater möge „aufwachen“ und wieder lebendig reagieren. Ich sage Patrick, dass es übergriffig wäre, hier Interventionen zu setzen, die darauf abzielen, den Vater zu verändern. Der Vater ist für sein eigenes Leben verantwortlich und nur er kann etwas unternehmen, um da heraus zu kommen. Für Patrick ist es wichtig, diese Realität anzuerkennen. Das bedeutet, den Wunsch oder die Illusion aufzugeben, dass der Vater ihn bzw. das „Kindliche Selbst“ doch noch wahrnimmt. Es ist schwer für Patrick, aber nachdem er das Aufstellungsbild eine Zeit lang auf sich wirken ließ, erkennt er, dass es aussichtslos ist: Der Vater sieht ihn nicht und er kann das nicht ändern.

> Patrick sagt zum Vater: „Papa, ich mische mich nicht mehr ein. Du lebst dein Leben und ich meins.“

Ich entlasse den Stellvertreter des Vaters aus der Rolle und stelle für ihn einen Stuhl an den Platz. Dann nimmt Patrick Kontakt mit seinem „Kindlichen Selbst“ auf, doch dieses ist nach wie vor auf den Vater fixiert. Ich bitte Patrick zunächst, mit seinem „Erwachsenen Selbst“ in Kontakt zu gehen, was gut gelingt. Patrick und sein „Erwachsenes Selbst“ umarmen sich. Das „Kindliche Selbst“ blickt nun zum ersten Mal auf. Patrick und sein „Erwachsenes Selbst“ gehen daraufhin gemeinsam zum „Kindlichen Selbst“ und es kommt zu einer Annäherung. Alle drei umarmen sich.

Ich bitte Patrick, im Raum einen Ort zu wählen, der für ihn die Gegenwart repräsentiert und mit seinen Selbstanteilen bewusst dorthin zu gehen. Patrick geht es in der Gegenwart mit seinen Selbstanteilen sehr gut. Er verabschiedet sich von dem Bild der Vergangenheit: „Das ist vorbei. Was vorbei ist, ist vorbei und kommt auch nicht wieder.“ Dann dreht er sich mit den beiden Selbstanteilen in Richtung Zukunft. Patrick fühlt Wärme und seine Augen strahlen: „Ich hab das Gefühl, so richtig lebendig zu sein und freue mich auf das, was kommt.“ Damit beende ich die Aufstellung.

Reflexion:

Die Unerreichbarkeit des Vaters hat Patrick traumatisiert. Sein „Kindliches Selbst“ war sehr stark auf den Vater ausgerichtet und ebenso wie der Vater paralysiert. Um die Leblosigkeit des Vaters zu ertragen, hat er sich mit ihm identifiziert. Er ist in den Raum des Vaters gegangen und hat den Vater in den eigenen Raum aufgenommen. Diese Verstrickung kann nur dadurch gelöst werden, dass er aufhört, den Vater ändern zu wollen und sich als Erwachsener um sein „Kindliches Selbst“ kümmert. Wesentliche Schritte, um „besser mit dem Vater klar zu kommen“, ist die klare Abgrenzung vom Vater: „Ich bin ich und du bist du. Ich mische mich in dein Leben nicht mehr ein“. Und die klare Abgrenzung von der Vergangenheit: „Was vorbei ist, ist vorbei!“

Annalena (53 Jahre alt): „Der Bauch muss weg“

Annalena ist eine sportliche Frau mit leichtem Bauchansatz. Sie macht dreimal wöchentlich Krafttraining, doch der Bauch gehe nicht weg. Deshalb möchte sie jetzt eine Aufstellung machen, um herauszufinden, was sie tun kann, dass der störende Bauch endlich verschwindet. Ich sage ihr, dass wir schauen können, wofür der Bauch steht und warum sie so auf ihren Bauch fixiert ist. Nachdem sie sich für den Gedanken öffnen konnte, dass nicht so sehr der Bauch, sondern ihre Einstellung zum Bauch das Problem ist, legen wir folgende Positionen für die Aufstellung fest:

Positionen:

Fokus

Seele

Körper

Geist

Bauch

Der Aufstellungsprozess (Aufstellung mit Bodenankern):

Annalena wählt für alle Positionen runde Bodenanker, nur für den Bauch einen eckigen (die runde Form ist mit Weiblichkeit konnotiert, die eckige mit Männlichkeit) und legt folgendes Aufstellungsbild: „Seele“ und „Körper“ positioniert sie unter dem „Fokus“, sodass sie mit dem Fokus verschmolzen sind. Den „Bauch“ legt sie mehr als einen Meter vom Fokus entfernt. „Fokus“ und „Bauch“ schauen in entgegengesetzte Richtungen. Der „Geist“ liegt so zwischen „Fokus“ und „Bauch“, dass er beide gut sehen kann.

Wir betrachten das Aufstellungsbild von außen (neutraler Platz) und ich frage Annalena, wie das Bild auf sie wirkt. Sie sagt, dass der „Bauch“ ziemlich weit weg von ihr (Fokus) liege. Der „Geist“, der beide im Blick hat, komme ihr vor wie ein Vermittler zwischen den beiden. Da sie für den „Bauch" einen eckigen Platzhalter gewählt hat, erkundige ich mich nach schicksalhaften Ereignissen bei männlichen Familienmitgliedern. Sie erzählt, dass ihr Bruder drogenabhängig war und sich mit 43 Jahren eine Überdosis verabreicht habe und, dass ihr Vater nach einem Schlaganfall sich vor zwei Jahren das Leben genommen habe. Das sind schwerste Verlusttraumata.

Ich nehme zwei eckige Bodenanker für den Vater und für den Bruder von Annalena dazu und platziere sie gegenüber vom „Bauch". Dann bitte ich Annalena, sich auf den einzelnen Positionen einzufühlen. Aus ihren Wahrnehmungen wird deutlich, dass der Fokus inklusive Körper und Seele so gut wie keine Verbindung zum Bauch spürt. Den „Bauch" zieht es ganz stark zum Vater und ein wenig zum Bruder. Auf der Position des „Bauchs" sagt Annalena zum Vater: „Lieber Papa, du fehlst mir. Ich bin schockiert und traurig, dass du so gegangen bist. Ich achte deine Entscheidung." Die Sätze fühlen sich für Annalena stimmig an. Auch dem Bruder sagt sie: „Ich achte deine Entscheidung."

Um den Toten die Ehre zu geben und Annalena in ihrem Prozess zu unterstützen, zünde ich eine Kerze an und stelle sie zu den Platzhaltern des Vaters und des Bruders, dann trommle ich ein wenig. Das wirkt entspannend auf den „Bauch".

In einem weiteren Schritt bitte ich Annalena, sich auf dem Platz des „Fokus" ihrem „Bauch" zuzuwenden und ihm zu sagen: „Lieber Bauch, du gehörst zu mir. In dir ist mein Schmerz über den Verlust gespeichert. Ich gehe von jetzt an liebevoller mit dir um." Annalena ist bewegt und sagt, sie empfinde jetzt Mitgefühl für ihren Bauch, was für sie völlig neu sei. Mit dieser Erfahrung beenden wir die Aufstellung.

Reflexion:

Die Suizide des Vaters und des Bruders haben Annalena (und das ganze Familiensystem) traumatisiert. Den Schmerz spaltet Annalena unbewusst ab, was sich in der fehlenden Verbundenheit mit dem eigenen Bauch zeigt. Der Bauch als Sitz der Gefühle ist für sie zum ungeliebten Störfaktor geworden, den sie unbarmherzig bekämpft und loswerden möchte. Der Kampf gegen den Bauch und die damit verbundene Selbstablehnung ist eine Überlebensstrategie. Der Weg, der hier herausführt, ist die Anerkennung all ihrer Gefühle (sie können auch widersprüchlich sein) angesichts des Selbstmords ihres Vaters und ihres Bruders sowie eine liebevollere Haltung ihrem Körper gegenüber.

Durch das Verlusttrauma sind Vater und Bruder in den Raum von Annalena geraten. Daher ist ihnen gegenüber auch eine Abgrenzung nötig, die in dem Satz „Ich achte deine Entscheidung“ zum Ausdruck kommt.

3. Heilsame Rituale und Übungen

Wir können Transformation nicht machen. Wir können einen Raum schaffen, in dem Transformation geschieht.

Eckehart Tolle

Die folgenden Rituale und Übungen sind als Angebot zur freien Auswahl zu verstehen und nicht als Manual zum Durcharbeiten. Sie sind als Anregung gedacht, Zugänge zum Raum des Ich zu finden und diesen zu weiten im Interesse von größerer Freiheit, Liebe und Lebensfreude. Wenden Sie als Aufstellungsleiter nur Rituale und Übungen an, wenn Sie sich damit gut und sicher fühlen. Dasselbe gilt, wenn Sie ein Ritual oder eine Übung für sich selbst machen: Führen Sie eine Übung nur dann durch, wenn Sie sich von der Übung angesprochen oder inspiriert fühlen. Bei der Durchführung der Übungen sind Ernsthaftigkeit, innere Sammlung, Offenheit und Interesse am eigenen inneren Prozess die wichtigsten Voraussetzungen für deren Wirksamkeit.

Rituale sind Symbolhandlungen, in denen der Mensch in verdichteter Form eine komplexe Wirklichkeit ausdrückt und mit ihr kommuniziert. Rituale beziehen die unsichtbare, spirituelle Ebene mit ein. Sie bekunden etwas, das Worte allein nicht vermögen und haben eine starke Wirkung auf die Seele.

Rituale markieren den Abschied von einem alten Zustand und den Übergang in einen neuen. Sie schaffen einen Rahmen und mildern die Angst vor dem noch unbekannten Neuen. Rituale in Gemeinschaft schaffen Verbundenheit, die stärkend, motivierend und belebend wirkt.

Im Kontext von Aufstellungen dienen Symbolhandlungen zur Unterstützung von Wachstumsschritten. Eine Symbolhandlung vermag die Gefühlsebene direkt anzusprechen und daher unmittelbar da zu wirken, wo Worte nicht hinkommen. So unterstützen Symbolhandlungen auf ganzheitliche Weise den inneren Prozess der Klienten. Als Aufstellungsleiter ist es hilfreich, die unter Kapitel 3.1. und 3.2. angeführten Rituale und Übungen zu kennen.

Die folgenden Rituale und Übungen sind teils von Lehrern und Lehrerinnen inspiriert, teils aus meiner eigenen beruflichen Praxis hervorgegangen, teils im Feld der Aufstellungsarbeit zum Usus gewordene Praktiken. Soweit es mir möglich ist, benenne ich die Quellen und danke an dieser Stelle all den Menschen, von denen ich lernen durfte.

3.1. Rituale/Symbolhandlungen während des Aufstellungsprozesses

Brille der Eltern abnehmen

Sich bewusst mit einer Hand über die Augenpartie streichen und dabei in Gedanken die „Brille" der Eltern abstreifen und damit deren Sichtweise auf sich selbst. Es ist ganz wesentlich, durch die eigenen Augen auf sich selbst zu schauen. Das ist nicht so leicht, weil wir als Erwachsene unbewusst an der kindlichen Bindungsbeziehung festhalten, in der wir unsere eigenen Bedürfnisse aus der Angst heraus, abgelehnt, verstoßen, ignoriert, benutzt, angegriffen oder verlassen zu werden, wegdrücken mussten und Überlebensstrategien entwickelt haben, die unsere Zugehörigkeit zu und unsere Verbindung mit den Eltern sichern sollten. Die Überlebensstrategien bewirken, dass wir uns für unsere Gefühle und Bedürfnisse schämen und die Beziehung zu ihnen kappen. So schauen wir auch als Erwachsene noch durch die Brille der Eltern auf uns selbst und empfinden kein Mitgefühl für das Kind, das wir einmal waren.

Energie einsammeln

Manche Erwachsene stellen ihren Eltern, ihrem Partner, ihrem Chef … ganz viel von ihrer eigenen Energie zur Verfügung und geraten dadurch in ein Energiedefizit. Wenn der Person im Laufe der Aufstellung bewusst wird, dass sie ihre Energie selbst braucht und den anderen mit der eigenen Energie nicht gedient ist, hilft es, mit den Händen symbolisch die bereitgestellte Energie einzusammeln und in den eigenen Körper zurückzuführen, indem die Hände mit der eingesammelten Energie an eine bevorzugte Stelle des Körpers gelegt werden.

Rückgabe von Übernommenem

Sehr oft übernehmen Kinder unbewusst ein schweres Schicksal, Schmerz und Trauma von ihren Eltern und wollen ihnen tragen helfen. Dadurch fühlen sie sich belastet und machen sich das Leben schwer. Durch die Imagination der schweren Last auf den Handflächen (oder durch einen realen schweren Gegenstand), kann die betreffende Person das Übernommene der Person zurückgeben. Die Person, die das zurückerhält, was ihr gehört, gewinnt dadurch an Würde. Die Person, die zurückgibt, fühlt sich entlastet.

Abgrenzung, Verteidigung des eigenen Raums

Für dieses Ritual wird der eigene Raum durch das Auflegen einer Grenze markiert und dem Klienten bewusst gemacht, dass ausschließlich er selbst in den eigenen Raum gehört. Allein das Auflegen der Grenze, verbunden mit lösenden Sätzen bewirkt eine Klärung und Stärkung. Dies lässt sich sowohl bei Aufstellungen im Gruppensetting als auch bei Aufstellungen im Einzelsetting mit Bodenankern sehr gut anwenden. Eine Erweiterung der Übung ist, wenn der Stellvertreter für die Mutter (Vater, Partner, …) auf die Person zu geht, so als würde er über die Grenze in den Raum des Klienten gehen wollen. Der Klient verteidigt seinen Raum, indem er die andere Person an der Grenze mit der Hand stoppt (Keine Gewalt!) und laut sagt: „Stopp! Das ist mein Raum!“ Es empfiehlt sich, das Ritual zwei bis drei mal zu wiederholen, bis das Recht auf den eigenen Raum ganz im Bewusstsein des Klienten angekommen ist. Im Einzelsetting übernimmt der Berater die Stellvertretung der fremden Person. Verstärkt kann dieses Abgrenzungsritual noch werden, wenn die fremde Person an der Grenze mit einem Raubtierschrei gestoppt wird.[57]

Ritual auf der Zeitachse:

Abgrenzung von der Vergangenheit

Im Raum wird eine Zeitachse imaginiert oder aufgelegt, die von der Vergangenheit über die Gegenwart in die Zukunft führt. Die Bereiche werden definiert. Die betreffende Person steht in der Gegenwart und wendet sich an das, was in die Vergangenheit gehört

57 Vgl.: Langlotz (2015)

mit den Worten: „Was vorbei ist, ist vorbei und kommt auch nicht wieder." Dann dreht sie sich um und blickt in die Zukunft.

Schritte in die Zukunft

Am Ende einer Aufstellung kann die betreffende Person auf der Zeitachse von der Gegenwart aus Schritte in die Zukunft setzen und nachspüren wie sich das anfühlt.

3.2. Übungen zur Stabilisierung und Orientierung im Hier und Jetzt

In der Traumatherapie gilt die Schaffung einer dualen Aufmerksamkeit als wirksame Intervention, um sich einer traumatischen Erinnerung zu stellen, ohne von ihr überwältigt zu werden. Dual heißt, die Aufmerksamkeit ist gleichzeitig auf zwei Dinge gerichtet, zum Beispiel auf die Vergangenheit und auf die Gegenwart. Die wissenschaftlich anerkannte Methode EMDR arbeitet mit dualer Aufmerksamkeit, indem sie den Klienten zu einer vergangenen traumatischen Erinnerung führt und ihn gleichzeitig mit den Augen den Fingerbewegungen des Therapeuten nach links und nach rechts folgen lässt. Die folgenden Übungen sind hilfreiche Interventionen, wenn der Klient zu sehr in den Strudel traumatischer Energie gerät. Sie arbeiten zum Teil ebenfalls mit dem positiven Effekt dualer Aufmerksamkeit und bifokaler Stimulierung.

- Mit dem Klienten Blickkontakt herstellen und diesen fragen, wie alt er ist, welches Datum wir haben, wie seine Füße auf dem Boden stehen, wie groß er ist;
- Fußpedal-Atemübung: mit dem rechten Fuß „Gas geben“ und gleichzeitig einatmen – dann mit dem linken Fuß das linke Pedal drücken und gleichzeitig Gas wegnehmen und ausatmen – wieder rechts Gas geben …;
- Den Klienten auffordern, schnell zu gehen und dabei fest aufzutreten und die Arme links und rechts mitschwingen lassen oder ihn abwechselnd mit dem linken und dem rechten Fuß fest auf den Boden stampfen lassen;
- Pendeln: den Klienten von der traumatischen Erinnerung zu einem schönen Erlebnis in der jüngeren Vergangenheit (Ressource) führen und gegebenenfalls zwischen beiden Erinnerungen hin und her wechseln lassen;
- Abwechselndes Fingerschnippen oder Händeklatschen (nicht zu laut!) links – rechts neben den Ohren des Klienten;

- Durch Trommeln in schnellem Rhythmus die Anspannung lösen und den Klienten in die Gegenwart holen;
- Den Klienten auffordern, Blickkontakt zu halten, ihn mit Worten und gegebenenfalls körperlicher Berührung beruhigen.
- Übung zur Erdung:
  Den Klienten bitten, sich mit den Füßen (am besten ohne Schuhe) auf die Erde zu stellen und beide Hände auf den Bauch unterhalb des Nabels zu legen und ein paar tiefe Atemzüge zu nehmen. Dann ihn wie folgt anleiten:

„Stelle dir nun vor, dass an deinen Füßen Wurzeln in die Erde hineinwachsen und dich dort verankern. Atme ein und dann atme durch die Fußsohlen aus. Lass beim Ausatmen alles Belastende in die Erde fließen. Die Erde nimmt es auf und transformiert es. Wenn du alles abgegeben hast, halte ein wenig inne. Spüre, wie sich dein Körper jetzt anfühlt. Dann gehe mit deiner Aufmerksamkeit zu deinen Wurzeln und tanke mit ihnen Kraft und positive Energie aus der Erde. Ziehe sie hinauf in die Beine und lass sie sich in deinem ganzen Körper ausbreiten."

„Beende die Übung, indem du dich bei der Erde bedankst und die Füße wieder vom Boden abhebst und einige Schritte gehst."

3.3. Aufstellungsübungen für Gruppen

Finden des Anliegens: Was will ich wirklich, wirklich?

Diese Übung habe ich vor allem für Teilnehmer von Aufstellungs- und Selbsterfahrungsgruppen konzipiert, die über mehrere Tage zusammen arbeiten. Sie führt zum Wesentlichen hin und dient der Klärung des Anliegens.

Überlege welche Herzenswünsche du hast in Bezug auf

den Beruf

die Wohnsituation

die Partnerschaft

den Freundeskreis

dich selbst

und schreibe sie auf ein Blatt Papier.

Dann stell dir vor, dass du vor dem Orakel von Delphi stehst. Das Orakel kennt die Zukunft und beantwortet alle Fragen. Überlege, welche Fragen du dem Orakel stellen möchtest. Schreibe alle Fragen auf, für die du eine Antwort erhoffst. Wenn die Fragen notiert sind, tausche dich mit anderen in einer Kleingruppe aus.

Indem wir Fragen offen stellen und aussprechen, erhalten sie Energie und bringen das, um was es geht, bereits in einen Prozess. Offenheit beim Fragenstellen bedeutet, absichtslos im Hinblick auf die Antwort zu sein, das heißt, die Dinge nicht kontrollieren oder manipulieren zu wollen. Die so gestellten Fragen öffnen den Raum der Möglichkeiten, in den hinein wir uns weiten können. Erstarrtes kann aufbrechen und wieder ins Fließen kommen.

Unterstreiche nach dem Austausch in der Kleingruppe die für dich aktuell zentralste Frage und überlege, was der dahinterliegende Herzenswunsch ist.

„Das Leben kennt immer mehr als eine richtige Antwort.“

Weisheit

Begegnung mit inneren Anteilen

Die folgenden drei Aufstellungsübungen bringen die Teilnehmer einer Aufstellungsgruppe in positiven Kontakt mit sich selbst. Sie schenken Kraft und Zuversicht, wenn sie in einer gesammelten Haltung durchgeführt werden. Da die Teilnehmer oft schwere Themen einbringen und in Aufstellungen bearbeiten, können diese drei Übungen zwischendurch zur Auflockerung dienen. Ein weiterer Vorteil ist, dass die Übungen alle Anwesenden aktiv einbinden und jedem neue Erfahrungen ermöglichen. Der Aufstellungsleiter kann den Prozess jeweils mit leisem Trommeln begleiten, um die Energie im Raum zu halten und die Präsenz der Teilnehmer zu fördern.

Ich bin ein Anteil von dir, der voller Liebe ist

In unserem tiefsten Inneren sind wir Liebende. Unsere Sehnsucht ist, zu lieben. Liebe zu schenken, macht uns satt, vermittelt uns Sinn und Erfüllung. Diese Aufstellungsübung gibt Gelegenheit mit uns selbst als Liebende in Kontakt zu kommen:

Die Teilnehmer gehen paarweise zusammen. Ein Teilnehmer stellt sich als Stellvertreter zur Verfügung, der einen inneren Anteil des anderen Teilnehmers (= Klient) repräsentiert. Dieser innere Anteil ist voller Liebe. Der Klient und der Stellvertreter stehen bei dieser Mini-Aufstellung in einem guten Abstand voneinander entfernt und schauen sich freundlich an. Beide sammeln sich und dann gehen sie in den Prozess:

> Der Klient sagt: „Ich bin …(Name)“
>
> Der Stellvertreter sagt: „Du bist …(Name). Ich bin ein innerer Anteil von dir, der voller Liebe ist.“

Beide gehen tief in die Wahrnehmung und drücken diese ohne Worte, lediglich mittels Mimik und Gestik aus, bis die Erfahrung zu einem Abschluss kommt. Der Aufstellungsleiter gibt ein Zeichen zum Beenden und Wechseln. Abschließend tauschen sich beide über ihre Erfahrungen aus.

Ich bin ein früher Anteil von dir, der nie gegangen ist

Es gibt innere Anteile (= gesunde Anteile), die sich trotz vielfacher Traumatisierungen nie abgespalten haben. Diese Anteile stellen kraftvolle Ressourcen dar:

Jeder Teilnehmer sucht sich einen Partner. Ein Teilnehmer ist Stellvertreter, der andere Klient. Der Stellvertreter repräsentiert einen gesunden Anteil des Klienten, der nie gegangen ist bzw. sich nie abgespalten hat. Beide stellen sich so auf, dass sie einander gut sehen. Wenn beide bereit sind, geht es los:

> Der Klient sagt: „Ich bin …(Name)“
>
> Der Stellvertreter sagt: „Du bist …(Name). Ich bin ein junger Anteil von dir, der nie gegangen ist.“

Beide gehen in die Wahrnehmung und folgen schweigend ihren inneren Impulsen. Wenn die Erfahrung abgeschlossen ist, wechseln die beiden ihre Rollen.

Dann folgt der Austausch über die gemachten Erfahrungen als Klient und als Stellvertreter.

Ich bin das, was du jetzt gerade brauchst

Die Teilnehmer gehen paarweise zusammen. Einer ist Klient, der andere Stellvertreter. Der Stellvertreter repräsentiert das, was der Klient jetzt gerade braucht. Beide sitzen so, dass sie sich anschauen können, ohne sich zu konfrontieren. Nach einer kurzen Zeit der Sammlung beginnt das Aufstellungsritual:

> Der Klient sagt: „Ich bin … (Name)“
>
> Der Stellvertreter sagt: „Ich bin das, was du jetzt gerade brauchst“

In der Wahrnehmung dessen, was der Klient jetzt gerade braucht, gibt er es ihm in Form von Gesten und respektvoller Berührung, eventuell auch durch Worte, aber nur, wenn sie essentiell sind und den inneren Prozess nicht unterbrechen. Der Klient empfängt und genießt.

Der Klient bedankt sich. Dann werden die Rollen gewechselt. Zum Abschluss der Übung tauschen sich die Teilnehmer über die Erfahrungen aus oder schweigen gemeinsam.

Den Raum der Möglichkeiten öffnen

Dies ist ein Aufstellungsritual zur Aktivierung des kreativen Potentials. Die Person soll über die repräsentierende Wahrnehmung Zugang zu essentiellen Seinsqualitäten bzw. Bewusstseinsräumen erhalten, die das Potential haben, festgefahrene und einschränkende Sichtweisen zu weiten und die Person zu stabilisieren.

Die Teilnehmer gehen paarweise zusammen. Einer ist Klient, der andere Begleiter. Dann suchen sie sich einen ruhigen Platz. Der Klient legt drei Positionen (weiße Din A4 Blätter) hintereinander auf, sodass er, entsprechend der vom Begleiter vorgetragenen Anleitung, von einem Blatt zum nächsten Blatt schreiten kann. Die drei Blätter repräsentieren die folgenden drei Seinsqualitäten des Klienten:

- sein gegenwärtiges Befinden (= Raum des „Hier und Jetzt“),
- sein schöpferisches Potential (= Raum der Möglichkeiten),
- seinen innersten, unverletzlichen Kern (= Raum der Seele).

Wenn die Teilnehmer geklärt haben, wer zuerst Klient und wer Begleiter ist, stellt sich der Begleiter neben den Klienten und spricht in gemäßem Tempo die Anleitung für den Klienten:

Du öffnest den Raum aller Möglichkeiten. Sage dir innerlich: “Ich öffne den Raum aller Möglichkeiten!” Entspanne dich und mache dich frei von Erwartungen. Alles darf so sein, wie es ist.

Wenn du innerlich ruhig geworden bist, machst du einen Schritt und betrittst den ...

Raum des „Hier und Jetzt" (= erstes weißes Blatt)

Nimm einfach nur wahr und spüre in dich hinein:

Was ist jetzt? Achte auf deine Gefühle und Empfindungen. Wenn Gedanken auftauchen, womit beschäftigen sie sich? Was wünschst du dir? Wonach verlangt dein Herz? Wenn du alles wahrgenommen hast, entspanne dich und sammle dich für den nächsten Schritt.

Wenn du bereit bist, betrittst du den

Raum der Möglichkeiten (= zweites weißes Blatt)

Nimm wahr, was hier auftaucht. Lass dich überraschen von der Vielfalt deiner Möglichkeiten. Setze dir keine Grenzen durch den Verstand. Öffne dich und erfreue dich an dem, was alles sein kann in deinem Leben.

Wenn du alles wahrgenommen hast, was dieses Feld dir offenbart hat, begib dich in den …

Raum deiner Seele (= drittes weißes Blatt)

Begrüße deine Seele, deinen innersten unverletzlichen Kern. Sag deiner Seele „Hallo". Sie ist mit dir seit Anbeginn deines Seins. Sprich folgende Sätze zu ihr und zu dir. Trau dich, die Sätze laut auszusprechen. Du kannst dabei, wenn du magst, die Hand auf Dein Herz legen. Die Worte haben dann eine noch größere Wirkung ...

Ich achte und respektiere mich vollkommen.

Und liebe mich aus tiefstem Herzen.

Nichts was jemals in meinem Leben geschehen ist, kann das verletzen, was ich wirklich bin.

Danke für mein Sein.

3.4. Übungen zur Eigenarbeit und Selbstreflexion

Die Heilung seelischer Wunden braucht Zeit und Aufmerksamkeit. Mit einer Aufstellung allein ist es meist nicht getan. Es ist durchaus sinnvoll, in mehr oder weniger großen Abständen mit Aufstellungen zu arbeiten, zum Beispiel in einer Jahresgruppe. Ebenso sind körperorientierte Verfahren (z.B. Cranio-sacral-Behandlungen, Ostheopathie u.a.), anerkannte therapeutische Verfahren wie EMDR sowie Techniken wie Tagebuchschreiben, Meditation, Selbstreflexion und Tanz zu empfehlen. Es geht um Selbstermächtigung! Therapeuten, Berater, Lehrer sind nur soweit hilfreich, als sie uns unterstützen, Verstrickungen zu erkennen und uns mit unserem Selbst, unserem Wesenskern in Verbindung zu bringen. Den Weg muss jede und jeder selber gehen. Neue Erfahrungen und hilfreiche Bilder werden umso stärker integriert, je öfter wir diese erleben dürfen. Also dran bleiben![58]

Übungen zur Zentrierung im heilenden Raum

Eine Möglichkeit, mit sich selbst, mit dem inneren Raum, mit der schöpferischen Quelle in Kontakt zu kommen, sind geführte Meditationen oder Phantasiereisen.[59] Sie führen in einen Zustand von Entspannung, Frieden und Gelöstheit. Dadurch ermöglichen sie Erfahrungen, die tiefer gehen als die allein vom Kopf gesteuerten Gedanken es zulassen und unterstützen so die inneren Transformationsprozesse. Die Anleitungen sind von mir in der Du-Form verfasst, um die Personen direkter anzusprechen.

---

58 Zur vertiefenden Eigenarbeit mit Selbstanteilen ist das praxisbezogene Buch „Meine innere Welt verstehen“ von Jay Earley (2014) zu empfehlen.

59 Eine große Auswahl von Phantasiereisen, die zur Erforschung des inneren Raums dienen, bieten die Autoren Maaß, Evelyne; Ritschl, Karsten (2008) und (2011)

Geführte Meditationsreise in den heilenden Raum

Diese geführte Meditationreise beabsichtigt, die Person über Naturmetaphern zu einem Ort der Heilung zu führen, einen Ort, an dem die Person Antworten finden kann, die ihr Wohlbefinden stärken:

Du kannst es dir nun ganz bequem machen und die Augen schließen. Beobachte deinen Atem, wie er ein und aus strömt. Ein und aus … Und nun stell dir vor, wie beim Einatmen Ruhe in dich einströmt und beim Ausatmen Spannungen aus deinem Körper hinausfließen. Spüre, wie sich dein Körper immer mehr entspannt.

Stell dir nun vor, du stehst am Rande einer wunderschönen Landschaft. Du bemerkst verschiedene Wege, die hier verlaufen und du wählst den, der für dich richtig ist. Du spürst, dass er dich zu einem friedlichen, heilenden Ort führen wird …

Wenn du bereit bist, gehe den Weg entlang … Spüre, wie deine Füße den Boden berühren … Rieche die frische Luft und höre die Laute der Natur … Während du gehst, wird die Landschaft immer schöner, ruhiger und friedvoller.

Schritt für Schritt näherst du dich allmählich einem friedvollen, sicheren Ort … Wenn du an deinem Ort des Friedens und der Heilung angekommen bist, nimm dir etwas Zeit, um ihn zu erkunden und seine Atmosphäre in dich einzuatmen … Wie sieht die Umgebung aus? Gibt es dort Bäume oder andere Pflanzen? ... Gibt es dort Wasser – einen Teich, einen Wasserfall oder See? ... Lass es zu, dass die friedliche Qualität dieses Ortes dein Wesen tief durchdringt …

Vielleicht bemerkst du irgendwo einen besonders schönen Platz, der dich einlädt, dich niederzulassen, einen Platz, wo du noch tiefer entspannen kannst … Du kannst dich in deinem Tempo zu diesem Platz begeben und dich dort hinsetzen oder hinlegen …

Mach es dir bequem und warte … Du fühlst dich hier sicher und gelassen. Du weißt, dass du hier die Führung und innere Weisheit finden kannst, die du jetzt brauchst … Du bist in deinem heilenden Raum angelangt. Hier kannst du Fragen stellen und dir innere Antworten kommen lassen … Frage nun wie du dein Wohlbefinden stärken kannst … Lausche und höre … Beobachte die Umgebung … Vielleicht tauchen Bilder auf, oder Farben, Gerüche … Nimm alles an, was sich zeigt. Hier bist du ganz sicher und geborgen. Alles dient deinem Besten. Was kannst du tun, um dein Wohlbefinden zu stärken? Was machst du bereits gut? Welche neuen Fähigkeiten kannst du noch entwickeln? … Nimm wahr, wie tiefgreifend du hier verstanden wirst, wie tiefgreifend du angenommen bist. Spüre die Liebe und Weisheit, die dich hier umfängt … Wenn du möchtest, dann verweile noch eine Weile und lass dich berühren von dieser liebevollen Qualität … Du weißt, dass du hier in deinem heilenden Raum bist … Vielleicht möchtest du fragen, wie du all das in dein tägliches Leben bringen kannst … Wie kannst du das, was du erfahren hast, mit dir zurücknehmen? ... Vielleicht erhältst du eine Botschaft oder ein Geschenk. Vielleicht erhältst du ein Symbol, das dir dabei helfen wird, dich an deine Erfahrungen hier zu erinnern … Etwas, das dich erinnert, dass du jederzeit an diesen Ort zurückkehren kannst …

Wenn du soweit bist, mache dich langsam bereit, diesen Ort des Friedens und der Heilung wieder zu verlassen … Vielleicht möchtest du dich bedanken … Wenn es an der Zeit ist, dann begebe dich auf den Rückweg … Es kann derselbe Weg sein oder ein anderer … Du spürst, dass du bald erfrischt und wach wieder ganz in die Gegenwart zurückkehrst und das Andenken an diese Reise mit dir bringst …

Nimm wahr, wie dein Atem fließt und lenke deine Aufmerksamkeit in deinen Körper, spüre wie er sich jetzt anfühlt … Beginne nun deine Finger und Hände zu bewegen … Dehne und strecke dich und kehre mit deiner Aufmerksamkeit wieder ganz in diesen Raum zurück. Und wenn du bereit bist, öffne die Augen.

Abgrenzungsübung: Ich bei mir – Du bei dir

Diese Abgrenzungsübung ist eine räumliche Aufstellung für sich selbst. Über die Positionierung im Raum und das Aussprechen von lösenden Sätzen[60] kann der Übende sich von jener Person abgrenzen, mit der er symbiotisch verstrickt ist. Der Nutzen daraus ist, mehr bei sich selbst anzukommen und Heimat in sich selbst zu finden.

Sich für die Mutter (den Vater) verantwortlich fühlen und ihr (ihm) geben wollen, ist für das Kind eine permanente Überforderung und im Erwachsenenalter resultiert daraus, dass die Person das eigene Leben hintan stellt bzw. darauf verzichtet. Hier hilft folgende Übung:

Legen Sie mit einem Wollfaden einen Kreis auf dem Boden auf und setzen Sie sich in die Mitte. Nehmen Sie Ihren eigenen Raum und seine Grenze wahr. Wenn Sie sich gut und sicher in Ihrem eigenen Raum fühlen, halten Sie Zwiesprache mit Ihrer Mutter (Ihrem Vater); so oder so ähnlich:

Mama/Papa, ich bin hier, und du bist da drüben.

Dieser Raum hier gehört mir.

Dein Platz ist dort drüben und meiner hier.

Von jetzt an sind deine Gefühle dort drüben und meine eigenen Gefühle hier bei mir. Innerhalb dieser Umgrenzung geht es nur um mich.

Es macht mich klein, wenn ich versuche, für deine Gefühle Sorge zu tragen.

Ich bekomme viel besser Luft, wenn ich Raum für mich habe.

Danke dafür, dass du mich hier siehst und mir zuhörst.

---

60 Vgl.: Wolynn (2017) S. 203 f., 214

Geführte Meditation „Raum sein“

Diese geführte Meditation regt an, die Ich-Grenzen zu transzendieren und den Raum reinen Bewusstseins zu erfahren. Sie unterstützt die Desidentifikation von unangenehmen Gefühlen. Um die erwünschte Wirkung zu erreichen, benötigen Sie einen ruhigen, ungestörten Rückzugsort. Am besten ist, Sie sprechen den folgenden Meditationstext auf einen Tonträger und hören sich die Aufnahme in einem friedlichen und entspannten Zustand an:

Du kannst es dir nun ganz bequem machen und die Augen schließen. Beobachte deinen Atem, wie er ein und aus strömt. Ein und aus … Und nun stell dir vor, wie beim Einatmen Ruhe in dich einströmt und beim Ausatmen Spannungen aus deinem Körper hinausfließen. Spüre, wie sich dein Körper immer mehr entspannt … Fühle und spüre dich im Hier und Jetzt, als Mensch, als Körper, als reine Lebensenergie, als Stille … Folge deinem Atem tief in dich hinein, in die Stille, in diese allumfassende Präsenz, die immer da ist, dich belebt, dich atmet, dich nährt … Diese Stille erfasst dich im Jetzt, sie umgibt dich, durchdringt dich und all der Lärm deiner Gedanken darf in den Hintergrund treten… Werde dir der Stille gewahr, die zutiefst in dir, in jeder Zelle da ist und auf dich wartet, dich empfängt in ihrem Schoß, in ihrem Schoß der Liebe … Während du der Stille in dir lauschst, kannst Du fühlen und spüren, wie dich der unendliche, formlose Raum der gesamten Schöpfung durchströmt. Du bist weit, ausgedehnt, grenzenlos. … Du bist dieser unendliche, formlose Raum. Spüre die reine Präsenz in dir, hinter dir, vor dir; die reine Präsenz, die alles umgibt, durchdringt und belebt … Hier gibt es keine Konzepte, keine Vorstellungen, Erwartungen, keine Ideen, keine Wünsche, kein Wollen … Von hier aus kannst du deine Körperform betrachten, deine Gedanken und Gefühle; betrachte alles und lass es sein … Du betrachtest jegliche Gedanken und lässt sie sein … Jegliche Gefühle oder Empfindungen im Körper, du lässt sie sein … Jegliche Bewertungen, die in dir stattfinden, du lässt sie sein … Und dann, all dies betrachtend, dich als Person betrachtend, als eine Person mit einem Namen und einer Lebensgeschichte – dich betrachtend – lässt du dich sein… Kannst du die reine Präsenz spüren, wie du dich ausdehnst in den formlosen Raum? … Und jetzt werde dir des stillen, neutralen Beobachters gewahr, der alles, was sich in dir bewegt oder in deinem Leben bewegt, betrachtet. Dieser stille Beobachter, der du bist, anerkennt alles und lässt es sein. Hier bist du in deiner wahren Präsenz … Und so richte für einen Moment deinen Blick auf eine große Herausforderung in deinem Leben, ein Gefühl, einen Schmerz, einen Widerstand, eine Geschichte, welche dich im Moment immer wieder beschäftigt, mit der du dich im Moment immer wieder identifizierst … Stelle dir vor, dass du sie vor dir auf einer Leinwand siehst. Auch wenn es noch so ein intensives Gefühl ist, stelle dir vor, dass während du das Gefühl fühlst, du es auf der Leinwand vor dir siehst … Begegne dem, was auch immer dich im Moment beschäftigt. Begegne ihm, indem du es auf der Leinwand betrachtest, indem du es siehst und anerkennst. Beobachte alles, was auf der Leinwand erscheint und lass es sein. Als stiller Beobachter, als Zeuge nimmst du wahr, ohne dich einzumischen … Du lässt alles sein; willst nichts verändern, willst nichts loswerden, willst es nicht kontrollieren, sondern betrachtest es voller Liebe und Mitgefühl … Du siehst es und steigst nicht darauf ein; du lässt es vollkommen frei … Du bist Zuschauer und doch kann es sein, dass der Film auf der Leinwand etwas in dir auslöst, Gefühle auslöst, dann fühlst du sie und lässt sie ebenfalls sein … Und dann richtest du deine Aufmerksamkeit wieder auf den weiten Raum, der dich umgibt und durchströmt … Spüre wie du weit wirst, dich ausdehnst in diesem Raum – und der Film auf der Leinwand, der vorher noch wichtig und bedeutungsvoll war, verliert an Bedeutung. Denn hier als reine Präsenz, als formloser Raum erkennst du, dass du alles belebst, dass du die Leinwand belebst, dass du weit bist, grenzenlos … Und die Form, welche die Leinwand war, wird winzig klein – es ist anerkannt, ist gesehen und sein gelassen. Der Film, die Leinwand hat keine Relevanz mehr in dieser Unendlichkeit, in diesem grenzenlosen Raum reinen Bewusstseins … Hier bist du zutiefst in dir präsent und bist gleichzeitig alles um dich herum. In diesem Raum ist es friedvoll und still. Kannst du den Frieden und die Stille fühlen?

... Du hast die Wahl, wo du hinblickst, worauf du deine Aufmerksamkeit richtest ... Mit dieser Erfahrung von Weite komm langsam wieder zurück in die Gegenwart und, wenn du bereit bist, öffne deine Augen.

Übungen zum Erforschen/Heilen eines inneren Anteils

Die folgenden Übungen können Ihnen dabei helfen, Informationen über sich selbst zu generieren und Lösungen zu finden. Es ist ja manchmal so, dass wir nicht verstehen, warum wir in bestimmten Situationen auf diese oder jene Weise reagieren, oder warum wir Gefühle fühlen, die wir uns nicht erklären können. Solche Erfahrungen warten darauf, von Ihnen erforscht zu werden.

Erforschen eines inneren Anteils in der Natur

Überlegen Sie sich zunächst, mit welchem inneren Anteil Sie arbeiten möchten. Das kann ein Gefühl, eine Körperempfindung, ein Symptom, ein Verhaltensmuster sein. Begeben Sie sich dann in die Natur und suchen Sie einen Gegenstand, der die Rolle dieses inneren Anteils von Ihnen für eine Zeit übernehmen kann. Bei der Suche warten Sie darauf, bis Sie ein Gegenstand anspricht. Es soll weniger ein aktives Suchen sein, sondern ein sich von dem Gegenstand finden lassen. Wenn Sie ein Gegenstand – das kann eine Blume, ein Ast, ein Stein, ein Stück Rinde usw. sein – angesprochen hat, bitten Sie ihn, Ihnen zur Selbsterkenntnis zu dienen, indem er für eine bestimmte Zeit die Rolle Ihres inneren Anteils übernimmt. Dann treten Sie in einen stillen Dialog mit ihm. Beobachten Sie zunächst sein äußeres Erscheinungsbild. Woran erinnert Sie sein Aussehen? Welche Botschaften verbergen sich in den Details seines Aussehens? Oberfläche, Größe, Struktur, Farbe, Geruch usw. Wie fühlt sich der Gegenstand an? Dann können Sie dem Gegenstand Fragen stellen: Was willst du mir sagen? Was brauchst du von mir? Wenn ich dir gegeben habe, was du brauchst, was ist dann? Wenn der Gegenstand Ihnen seine Botschaften über Ihren inneren Anteil offenbart hat, bedanken Sie sich bei ihm und entlassen Sie ihn wieder aus der Rolle, sodass er wieder ein ganz normaler Gegenstand ist. Wenn Sie das Gefühl haben, den Anteil weiter präsent halten zu wollen, nehmen Sie den Gegenstand mit nach Hause und positionieren Sie ihn so, dass Sie ihn gut sehen.

Erforschen eines inneren Anteils im Alltag

Finden Sie einen inneren Anteil, der sich auffallend in Ihrem Leben bemerkbar macht. Zum Beispiel: Beklemmung, wenn Sie ein Freund/eine Freundin umarmt. Sorgen Sie dafür, dass Sie ungestört sind und konzentrieren Sie sich in Ruhe auf Ihren Anteil.

Fragen Sie sich zunächst:

- Mit welchen Gedanken und Gefühlen ist das Auftreten dieses Anteils (z.B. die Beklemmung) verbunden?
- Was tue ich oder möchte ich tun, wenn ich aus diesem Anteil heraus handle?
- Wenn ich an diesen Anteil denke, was empfinde ich für ihn?

Überlegen Sie sich nun, welche Gestalt dieser Anteil hat und lassen Sie vor Ihrem inneren Auge ein Bild Ihres Anteils auftauchen.

Wenn Sie eine bildliche Vorstellung von Ihrem Anteil erhalten haben, wenden Sie sich ihm offen zu und gehen Sie mit ihm in Dialog. Fragen Sie den Anteil:

- Was ist deine Aufgabe, was möchtest du für mich tun?
- Wenn es andere Möglichkeiten gäbe, die Situation zu meistern, wärst du bereit, diese in Betracht zu ziehen?
- Was kann ich tun, um dich zu entlasten und weniger oft auf den Plan zu rufen?
- Wie kann ich deine Energie nützlicher einsetzen?

Entspannen Sie sich und lassen Sie sich überraschen, welche Antworten kommen. Nehmen Sie die Antworten an und halten Sie Ihr Interesse aufrecht. Es ist wichtig, dass Sie das, was auftaucht, nicht bewerten. Vielleicht möchten Sie dem Anteil einen passenden Namen geben? Wenn Ihre Aufmerksamkeit nachlässt, beenden Sie die Übung, indem Sie sich für die Informationen bedanken, die Sie erhalten haben, und sich wieder alltäglichen Dingen zuwenden.

Erforschen des inneren Kritikers:

Woher stammt seine Botschaft?

Für diese Übung ist es hilfreich, sich einen Notizblock und einen Stift zum Schreiben bereit zu legen. Die Notizen, die Sie sich machen, unterstützen Ihren Selbstreflexionsprozess.

Innere Kritiker sind Überlebensanteile, die sich oft sehr destruktiv bemerkbar machen. Bevorzugt treten sie in Situationen auf, in denen es darum geht, zu sich selbst zu stehen, eine Entscheidung zu treffen oder einen Konflikt mit anderen Personen auszutragen. Meist sind die Botschaften des inneren Kritikers unfreundlich, kränkend oder gar gehässig. Sie können beispielsweise lauten: „Du bist nichts wert“; Du bist eine faule Sau“; „Du bist zu blöd, um einen guten Job zu bekommen“ oder so ähnlich. Da wir mit diesen Sätzen ja nicht auf die Welt gekommen sind, ist es sinnvoll, zu forschen, woher diese Botschaften stammen. Überlegen Sie, welche Botschaft Sie häufig in sich hören, notieren Sie diesen Satz oder diese Sätze und fragen Sie sich:

- *Wer hat in meiner Kindheit so ähnlich mit mir gesprochen oder über mich gedacht? Fällt mir eine Person ein, an die mich diese Aussage erinnert?*
  Achten Sie besonders auf Ihre Eltern, Geschwister, Großeltern, Onkel und Tanten, Lehrer und Pfarrer.
- *Wann hat sich diese kritische Stimme zum ersten Mal in meinem Leben gemeldet?*
  Vielleicht fällt Ihnen ein bestimmtes Ereignis oder eine schwierige Zeit in Ihrem Leben ein? Obwohl es manchmal schwer nachvollziehbar ist, haben Kritiker eine positive Absicht. Kritiker entstehen in Situationen, die extrem schwer aushaltbar sind, um der Person zu „helfen“.

- *Womit war meine Mutter mit mir unzufrieden? Was war ihr abwertender Lieblings-Kommentar über mich?*
  Wenn die Mutter das auch nicht laut sagte, was störte sie an Ihnen? Überlegen Sie, wie Ihre Mutter früher, vielleicht auch noch bis heute, andere Menschen beurteilte. Notieren Sie sich einige ihrer Lieblings-Urteile über andere.

- *Welche abwertenden Kommentare machte mein Vater, wenn er mich kritisierte?*
  Wenn der Vater es nicht laut ausgesprochen hat, was war es, was ihm an Ihnen missfallen hat? Auf welche Art und Weise beurteilte Ihr Vater andere Menschen früher und vielleicht auch heute noch? Notieren Sie sich seine Lieblings-Urteile über andere.

- *Was waren in den Augen meiner Mitschüler (Grundschule, Gymnasium, Fach- oder Berufsschule) die schlimmsten Eigenschaften, die eine Person haben konnte?*
  Mitunter sind für ein Kind bzw. einen Jugendlichen auch die Meinungen und Urteile der Klassenkameraden sehr prägend.

- *Nach welchen Kriterien bewerteten meine früheren Freunde andere Menschen? Was sind in den Augen meiner aktuellen Freunde die schlimmsten Eigenschaften, die jemand haben kann?*
  Auch Freunde und deren Wertesystem beeinflussen die kritische Sicht auf sich selbst.

Vergleichen Sie nun die Botschaft Ihres inneren Kritikers mit den Urteilen und Bewertungen in Ihrem früheren Umfeld. Gibt es Parallelen? Es ist nicht nötig, sich in die Inhalte der Botschaften zu vertiefen. Vielmehr geht es nun darum, sich zu überlegen, wie Sie stattdessen denken oder fühlen möchten.[61]

Eine Möglichkeit, konstruktiv mit dem inneren Anteil des Kritikers weiter zu arbeiten, ist, dem Kritiker eine Gestalt zu geben und mit ihm, über die Positionierung im Raum, in einen kreativen Dialog zu treten.

61 Vgl.: Peichl (2019) S. 151 f.

Was ist seine gute Absicht?

Geben Sie dem inneren Kritiker eine Gestalt. Sie können eine Zeichnung Ihres Kritikers anfertigen oder einen Gegenstand wählen, der während dieser Übung für Sie den inneren Kritiker repräsentiert. Positionieren Sie die Gestalt nun so, dass Sie sie gut sehen. Begrüßen Sie den inneren Kritiker und sagen Sie ihm, dass Sie sich gerne mit ihm unterhalten möchten.

Mögliche Fragen an die Gestalt des inneren Kritikers:

- Was ist deine positive Absicht?
- Was möchtest du für mich als ganze Person tun?
- Bist du interessiert, neue Verhaltensweisen für deine positive Absicht kennenzulernen?
- Was müsste erreicht oder sichergestellt sein, damit du dich beruhigen kannst und dich nicht mehr so kritisch verhalten müsstest?
- Bist du bereit, mit mir neue Wege auszuprobieren?
- Wie könntest du deine Funktion anders ausüben?

Wenn eine positive Funktion gefunden wurde, geben Sie dem inneren Kritiker eine neue Bezeichnung, die seiner positiven Funktion entspricht, z.B. innerer Berater o.ä. Um die Verwandlung sicht- und erfahrbar zu machen, ergänzen und verändern Sie Ihre Zeichnung des inneren Kritikers (falls Sie eine angefertigt haben), sodass die neue positive Rolle sichtbar wird. Fertigen Sie anschließend ein neues Bild der positiven Rolle an und lassen Sie es eine Zeit lang auf sich wirken, so lange, bis Sie damit vertraut sind.

Das innere Kind heilen

In dieser Übung geht es darum, ein unerwünschtes Gefühl körperlich zu lokalisieren und über den Körper Kontakt zum inneren Kind aufzunehmen. Der Körper ist eine wichtige Ressource, wenn es um die Verwandlung unangenehmer Gefühle geht und will beachtet werden.

Denken Sie an eine Situation in Ihrem Alltag, die schwierig für Sie ist und achten Sie darauf, welche Empfindung dabei in Ihrem Körper auftaucht. Das kann ein gewisses Vibrieren sein, ein Gefühl von Angst und Beklemmung oder eine Welle von Wut oder auch Gefühllosigkeit. Alles, was auftaucht, ist in Ordnung. Bewerten Sie die Empfindungen nicht, nehmen Sie nur wahr, was sich über den Körper zeigt.

Legen Sie nun eine Hand oder beide dorthin, wo Sie den Sitz Ihrer Empfindungen im Körper verorten. Atmen Sie in diese Region hinein und sprechen Sie innerlich zu diesem Teil Ihres Körpers wie zu einem Kind – Ihrem inneren Kind[62]:

Ich bin hier.

Ich bin bei dir.

Ich halte dich.

Ich atme mit dir zusammen.

Ich will dich trösten.

Ich verlasse dich nicht.

Wann immer du Angst hast, bin ich da.

Ich bleibe bei dir.

Ich werde so lange mit dir atmen, bis du dich beruhigt hast.

Sich selbst in diesem Leben willkommen heißen

Manche Eltern können sich nicht richtig über ihr neugeborenes Kind freuen. Das erschwert dem Kind den Start ins Leben und ist eine belastende Mitgift. Die erwachsene Person kann sie loswerden, indem sie sich selbst als Mensch auf dieser Welt willkommen heißt. Das folgende Ritual unterstützt Sie dabei:

Wählen Sie einen Gegenstand (Figur, Puppe, Naturgegenstand o.ä.) für sich als neugeborener Mensch. Zünden Sie eine Kerze an.

62 Vgl.: Wolynn (2017) S. 204 f.

Sammeln Sie sich und dann positionieren Sie den Gegenstand, der Sie als Neugeborenes repräsentiert, im Raum. Stellen oder setzen Sie sich in einem guten Abstand gegenüber und gehen Sie mit dem das Neugeborene repräsentierenden Gegenstand in Kontakt. Sagen Sie dem Neugeborenen:

Hallo … (Name).

Schön, dass du da bist.

Ich freue mich, dass es dich gibt.

Herzlich Willkommen auf dieser Erde!

Sei gesegnet, du liebes Wesen!

Wenn Sie mögen, können Sie den Gegenstand nun zu sich nehmen und liebevoll an Ihr Herz drücken und sich so innig mit sich selbst vereinen.

Schließen Sie das Ritual ab, indem Sie den Gegenstand entrollen[63] und die Kerze ausblasen.

63 „Entrollen" meint hier, den Gegenstand aus der Repräsentation des Neugeborenen zu entlassen, sodass er wieder einfach ein Gegenstand ist.

Nachwort

Es liegt nicht in unserer Hand, ob wir traumatisiert werden, aber wir können entscheiden, ob wir weiter der Traumaspur folgen oder uns auf die erotisch-kreative Schöpfungsspur begeben. Funktionieren im Überlebensmodus oder den Weg des Erkundens, Spürens und Fühlens gehen hin zu immer größerer Selbstannahme und Selbstliebe – Sie haben die Wahl. Es ist Ihr Leben. Wenn Sie sich entscheiden, die Spur der kreativen Schöpfungskraft zu gehen und sich auf die Reise zu mehr Lebensfreude und unbegründetem Glücklichsein machen, dann wünsche ich Ihnen viel Mut, Kraft und Segen sowie für die schwierigen Etappen geeignete Reiseführer. Möge die Methode der Aufstellung innerer Anteile eine nützliche Ausrüstung in Ihrem Reisegepäck sein, die immer wieder Orientierung schenkt, wenn Nebel und Erschöpfung am Weitergehen hindern; die Schutz gibt, wenn es im Herzen stürmt und Gefühle die Seelenlandschaft zu überfluten drohen. Möge sie eine Ressource in Ihrem Gepäck sein, die Sie immer wieder spüren lässt, dass Sie nicht allein sind, dass Sie verbunden und ein wichtiger Teil der Schöpfung sind; die Sie erinnert, wann es Zeit zum Ausruhen, zum Entspannen und Erholen ist und die Ihnen neue Kraft gibt, wenn Sie zur nächsten Etappe aufbrechen.

Je besser Sie Ihre inneren Anteile kennenlernen, umso gediegener wird die Zusammenarbeit des inneren Teams funktionieren und Sie werden feststellen: Jeder Anteil kann etwas und weiß etwas. Dankbarkeit für das, was bereits da ist, was bereits geschafft wurde, Dankbarkeit für das, was ist und wie es ist, Dankbarkeit, dass es nicht noch schlimmer ist, wirkt wie ein magischer Schlüssel zum Raum der Transformation und Heilung. Und im Sinne von Rumi[64] möchte ich sagen: „Treffen wir uns in diesem Raum!“

64 Das Originalzitat des persischen Mystikers Rumi (1207 bis 1273) lautet: „Jenseits von Gut und Böse gibt es einen Ort. Treffen wir uns dort.“

Literatur

Bourquin, Peter: **Heilung ist ein Raum.** Über die Kunst der Psychotherapie. Darmstadt 2013

Broughton, Vivian: **Zurück in mein Ich.** Das kleine Handbuch zur Traumaheilung. Mit einem Nachwort von Franz Ruppert. München [3]2016

Drexler, Katharina: **Ererbte Wunden heilen.** Therapie der transgenerationalen Traumatisierung. Stuttgart [2]2018

Earley, Jay: **Meine innere Welt verstehen.** Selbsttherapie mit Persönlichkeitsanteilen. München 2014

Firus, Christian; Schleier, Christian; Geigges, Werner; Reddemann, Luise: **Traumatherapie in der Gruppe.** Grundlagen, Gruppenarbeitsbuch und Therapie bei Komplextrauma. Stuttgart 2012

Geßner, Thomas: **Zeitgeist.** In: Einflüsse der Welt. Individuelles Schicksal im kollektiven Kontext. (= Praxis der Systemaufstellung) Göttingen 2018

Grof, Stanislav: **Die Psychologie der Zukunft: Erfahrungen der modernen Bewusstseinsforschung.** Wettswil [2]2006

Hartung, Stephanie; Spitta, Wolfgang: **Lehrbuch der Systemaufstellungen.** Grundlagen, Methoden, Anwendung. Berlin 2020

Hausner, Stephan: **Auch wenn es mich das Leben kostet!** Systemaufstellungen als Lösungshilfe bei Krankheiten und anhaltenden Symptomen. Heidelberg [4]2017

Holmes, Tom; Holmes Lauri: **Reisen in die Innenwelt.** Systemische Arbeit mit Persönlichkeitsanteilen. München [4]2013

Kampenhout, Daan van: **Die Tränen der Ahnen.** Opfer und Täter in der kollektiven Seele. Heidelberg [3]2018

Kumbier, Dagmar: **Aufstellungsarbeit mit dem inneren Team.** Methoden- und Praxisbuch für Gruppen. Stuttgart 2016

Langlotz, Ernst Robert: **Symbiose in Systemaufstellungen.** Mehr Autonomie durch Selbst-Integration. Wiesbaden 2015

Levine, Peter: **Sprache ohne Worte.** Wie unser Körper Trauma verarbeitet und uns in die innere Balance zurückführt. München [2]2011

Levine, Peter: **Trauma und Gedächtnis.** Die Spuren unserer Erinnerung in Körper und Gehirn. Wie wir traumatische Erfahrungen verstehen und verarbeiten. München 2016

Lockert, Marion (Hrsg.): **Perlen der Aufstellungsarbeit.** Tools für systemisch Praktizierende. Heidelberg 2018

Madelung, Eva; Innecken, Barbara: **Im Bilde sein.** Vom kreativen Umgang mit Aufstellungen in Einzeltherapie, Beratung, Gruppen und Selbsthilfe. Heidelberg 2015

Maaß, Evelyne; Ritschl, Karsten: **Phantasiereisen leicht gemacht.** Die Macht der Phantasie. Paderborn [5]2008

Maaß, Evelyne; Ritschl, Karsten: **Phantasiereisen praktisch anwenden.** Phantasie als Quelle der Inspiration. Paderborn [3]2011

Nelles, Wilfried; Gessner, Thomas: **Die Sehnsucht des Lebens nach sich selbst.** Der Lebensintegrationsprozess in der Praxis. Köln 2014

Reddemann, Luise: **Imagination als heilsame Kraft.** Ressourcen und Mitgefühl in der Behandlung von Traumafolgen. Stuttgart 2001

Reddemann, Luise; Dehner-Rau, Cornelia: **Trauma heilen.** Ein Übungsbuch für Körper und Seele. Stuttgart [5]2018

Rilke, Rainer-Maria: **Weltinnenraum, 4.** Strophe. In: Hundert Gedichte. Berlin 2003

Ruppert, Franz u.a.: **Frühes Trauma.** Schwangerschaft, Geburt und erste Lebensjahre. Stuttgart 2014

Ruppert, Franz: **Trauma, Angst und Liebe.** Unterwegs zu gesunder Eigenständigkeit. Wie Aufstellungen dabei helfen. München [5]2012

Ruppert, Franz: **Trauma, Gesundsein und ´Krankheit´- wie Aufstellungen mehr Klarheit bringen können.** In: Meyer, Claude-Hélène; Hausner, Stephan: Salutogene Aufstellungen. Beiträge zur Gesundheitsförderung in der systemischen Arbeit. Göttingen 2015

Ruppert, Franz; Banzhaf, Harald: **Mein Körper, mein Trauma, mein Ich.** Anliegen aufstellen – aus der Traumabiografie aussteigen. München 2017

Peichl, Jochen: **Innere Kritiker, Verfolger und Zerstörer.** Ein Praxishandbuch für die Arbeit mit Täterintrojekten. Stuttgart [5]2019

Peichl, Jochen: **Integration in der Traumatherapie.** Vom Opfer zum Überlebenden. Stuttgart 2018

Schmidt, Johannes: **Das Transzendente in der Psychotherapie.** Über Spiritualität und Präsenz im therapeutischen Wirken. München 2019

Schmidt, Johannes: **Der Körper kennt den Weg.** Trauma-Heilung und persönliche Transformation. München [5]2015

Schwartz, Richard: **IFS℠ – Das System der Inneren Familie.** Ein Weg zu mehr Selbstführung. Norderstedt 2008

Schwartz, Richard: **Systemische Therapie mit der inneren Familie.** Stuttgart 1997

Schulz von Thun, Friedemann: **Miteinander reden: 3.** Das „innere Team" und situationsgerechte Kommunikation. Hamburg 2013.

Seghezzi, Ursula; Seghezzi, David: **Vom Zauber der Naturmystik und der Dringlichkeit, dem Leben zu dienen.** Triesen 2017

Shapiro, Robin: **Ego-State-Interventionen leicht gemacht.** Strategien für die Teilearbeit. Lichtenau [2]2019

Tolle, Eckehart: **Stille spricht.** Wahres Sein berühren. München 2003

Ulsamer, Bertold: **Wie Sie alte Wunden allein heilen und neue Kraft schöpfen.** Familienaufstellung ohne Stellvertreter. München [3]2012

Van der Kolk, Bessel: **Verkörperter Schrecken.** Traumaspuren in Gehirn, Geist und Körper und wie man sie heilen kann. Lichtenau [4]2017

Walch, Sylvester: **Die ganze Fülle deines Lebens.** Ein spiritueller Begleiter zu den Kräften der Seele. Munderfing 2016

Walch, Sylvester: **Vom Ego zum Selbst.** Grundlinien eines spirituellen Menschenbildes. München 2011

Wolynn, Mark: **Dieser Schmerz ist nicht meiner.** Wie wir uns mit dem seelischen Erbe unserer Familie aussöhnen. München 2017

Andere Quellen:

Hartung, Stephanie: **Online-Workshop „Trauma und Aufstellungen“** am 21.04.2020

Geßner, Thomas: **Seminar „Trauma, Illusion und Spiritualität“** vom 31.07. bis 02.08.2020 im ZIST/Penzberg

Ingwersen, Dagmar: **Den inneren Saboteur entmachten.** Aufstellungen mit inneren Anteilen in der hypno-systemisch-energetischen Arbeit. (= DVD, Auditorium Netzwerk 2015)

Kampenhout, Daan van: **Seminar „Systemic Rituals“** vom 29. bis 31.03.2019 in Wien

Nelles, Wilfried: **Seminar „Der Lebensintegrationsprozess“** vom 03. bis 06.06.2016 im ZIST/Penzberg

Ruppert, Franz: **Kongress „Mein Körper, mein Trauma, mein Ich“** vom 12. bis 14.10.2018 in München

https://de.wikipedia.org/wiki/Gesundheit (Zugegriffen: 10.01.2021)

https://franz-ruppert.de/veroeffentlichungen/videos/155-selbstbegegnung-mit-der-anliegenmethode (Zugegriffen: 15.06.2021)

https://daanvankampenhout.com/systemic-ritual/
(Zugegriffen: 15.06.2021)

https://www.e-r-langlotz.de/methode-systemische-selbstintegration/systemische-selbst-integration/ (Zugegriffen: 15.06.2021)

Bildverzeichnis

Abbildung 1: nach Ruppert (2017)

Abbildung 2: nach Langlotz: https://www.e-r-langlotz.de/methode-systemische-selbstintegration/systemische-selbst-integration/ (Zugegriffen: 15.06.2021)

Abbildung 3: nach Holmes (2013)

Abbildung 4: nach Schulz von Thun (2013)

Abbildungen 5, 6, 7, 8, 9: „Jenny“ (anonymisierter Name der Klientin)

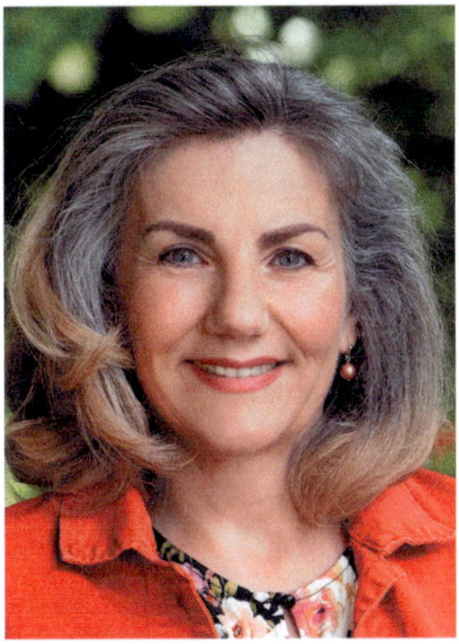

Die Autorin, Christina Arnold (Jahrgang 1962), ist Theologin, psychologische Beraterin, Supervisorin und im ÖfS (= Österreichisches forum Systemaufstellungen) zertifizierte Weiterbildnerin für Systemaufstellungen. Sie ist seit über 20 Jahren als psychologische Beraterin in eigener Praxis tätig und leitet Aus- und Fortbildungen mit systemischem Schwerpunkt. Sie lebt mit ihrem Mann in Tirol.

www.aufstellung-tirol.com

„Mich begeistert die systemische Aufstellungsarbeit und ihre mannigfaltigen Möglichkeiten, Einsichten und Erkenntnisse zu gewinnen, die über das zweidimensionale Denken hinausgehen. Aufstellungen öffnen Räume, in denen stetig Wachstum und Weiterentwicklung geschieht. Die rasante Zunahme an neuen Aufstellungstechniken und Arbeitsweisen im psychotherapeutischen Kontext haben mich veranlasst, dieses Buch zu schreiben, um mein Wissen und meine Erfahrungen im Hinblick auf das Thema zu strukturieren und festzuhalten – für mich selbst und für andere. Möge es Sie, lieber Leser, liebe Leserin inspirieren."